岡田尊司

JN276219

アスペルガー症候群

GS 幻冬舎新書 141

はじめに――アスペルガーを抜きにして現代は語れない

身近に増え続けるアスペルガー症候群とは

アスペルガー症候群は、よきにつけ悪《あ》しきにつけ、現代社会において非常に大きな比重をもつ存在となっている。数の上だけで見ても、新しい調査結果が出る度に、有病率の数字は跳ね上がっている。一九九六年から二〇〇七年において、アメリカの統計では、アスペルガー症候群などの自閉症連続体《スペクトラム》（広汎性《こうはんせい》発達障害とも呼ばれる）の有病率は、十年間に七倍以上、年率二割を超えるペースで増え続けている。この症候群に対する認識の普及が、診断される人の数を加速度的に押し上げているとはいえ、やはり異常なペースである。

この症候群について、ある程度知識をおもちの方なら、身近に、このタイプの子どもや大人が増えているのを実感しているだろう。自分自身そうした傾向を抱え、生きづらさを感じている人も非常に多い。しかし、同時に、社会で活躍している人も数多くいる。ある意味、アスペルガー症候群が時代をリードし、動かしていると言っても過言ではない。本書を読めば、テレビでよく見かける、頭がもじゃもじゃのあの先生も、今をときめく巨匠のあの先生も、ノーベル賞を取ったあの先生も、このタイプの人だということがおわかり頂けるだろうし、歴史的な偉人たちの実に多くが、このタイプの人だったと知って、驚かれるかもしれない。

アスペルガー症候群やその傾向をもつ人々のもつ特異な能力が、困難な状況にブレークスルーをもたらし、誰も想像さえしなかった新しい時代を切り開き、誰も見向きもしなかった路傍の石を宝石に変えてきた。われわれの文明は、アスペルガー症候群やその傾向をもった人々の常識を超える力に、その飛躍と発展の原動力を負っている。今日、その傾向は強まるばかりだ。もっとも独創的な仕事を成し遂げ、既成の概念を打ち破って新しいものを生み出すのは彼らであり、企業の発展もこの社会の未来も、彼らの活躍にかかっているとさえいえる。

このタイプの人にとって、現代社会は、ある面では、かつてなかったほど住み心地がよく、活躍のチャンスが広がっている。先端科学や工業技術、IT産業の発展は、このタイプの人たちの存在なくしては考えられない。この症候群は、別名、「シリコンバレー症候群」とも呼ばれるほどで、シリコンバレーでは、アスペルガー症候群の人の割合は、驚くほど高いのである。現代文明は、このタイプの人に、発展の大きな部分を依存しているのである。科学や技術的な才能ばかりではない。このタイプの人たちは、学者や法律家や医師などの専門家としても活躍している。ビジネスの成功者にもしばしば見られる。彼らは、先人たちの考えもしなかったやり方で、無から有を生み出す方法を創造するのである。

だが、その一方で、彼らの敏感すぎる神経やあまりにも頑固で一徹な気質は、自分自身を苦しめるだけでなく、周囲ともしばしば摩擦を起こし、ときには、暴走して、悲惨な事件に至ってしまうこともある。この社会は、彼らにとって過酷すぎ、神経を消耗させ、弱点を補うどころか増幅させてしまう負の側面をもっている。多くの輝かしい成功者を輩出させると同時に、無惨な破綻《はたん》を生み出している。その差が、かつてなかったほど広がっているのも現代の特徴であり、この症候群に関心を引きよせる一因ともなっている。

現代の寵児にして問題児～その分岐点となるのは何か

現代社会は、アスペルガー症候群やその傾向をもつ人々を必要としていると同時に、彼らを痛めつけてしまう面をもつ。今日の時代は、このタイプの人々から大きな恵みを受けると同時に、彼らの苦しみが社会全体の苦しみにもなっている。このタイプの人々は、現代という時代の寵児《ちょうじ》となって、大成功や偉大な貢献を成し遂げることもあれば、付き合いづらい「問題児」や「困った人」となってしまうこともある。だが、この「問題児」扱いこそが、彼らを痛めつけ、その潜在能力を台無しにして、社会が受け取れたかもしれない大きな恵みを、不幸や悲劇に変えているのかもしれない。

アスペルガー症候群は、社会適応にとって不利にも働くが、優れた特性を有利に活かせば、大きな成功をもたらすこともできる。対人関係の不器用さやこだわりの強さが、さまざまな摩擦を生んだり、生きづらさの原因となったりすることもあるが、それは、強力な武器にもなる。その不利をいかにカバーし、特性を活かすことができるかが勝負の分かれ目なのである。そのことを、最初に指摘したのは、この症候群を見出した小児科医のハンス・アスペルガー自身であった。

同じような傾向と能力をもって生まれ育ちながら、なぜ、大きな違いが生じてしまうのか。その違いを生み出すものは何かを知って、その人を活かす術《すべ》を学ぶことは、その人自身にとっても、社会にとっても急務となっている。アスペルガー症候群やその傾向をもった人の優れた特性も、背中合わせに抱え込んでいる生きる上での困難さも、もはや本人だけの問題ではない。このタイプの特性を知り、彼らと上手に付き合い、その優れた面を活かし切ることが、本人だけでなく、周りの人々や社会の幸福にもつながるのである。

実際、家族や同僚や恋人に、このタイプの人がいて、接し方がわからなくて、困っているというケースは非常に多い。自分自身にそうした傾向があって、うまく人付き合いや社会生活ができずに悩んでいることも、決して特別なことではない。その原因が自覚されず、適切な理解や対処が取られないことによって、本人がうつや不適応を起こすだけでなく、周囲の人も精神的な問題を抱えたり不適応に陥ったりすることも珍しくない。専門主義、技術主義の現代社会においては、このタイプの人にとって、ある意味、活躍の場が広がっている。その結果、このタイプの人たちが、高い地位や権力をもつという状況も珍しくなく、それだけに影響が個人的レベルを超えることも少なくないのである。

幸いアスペルガー症候群やそれに連なる状態についての理解や知識は、急速に深まりつつある。また、蓄積されたケーススタディは、その成功と躓《つまず》きを通して、実人生の重みとともに、われわれに多くのことを教えてくれるだろう。

本書では、初心者にもわかりやすく、興味をもって学んでいただけるように、有名人のエピソードなどの具体例を豊富に取り入れるとともに、最新の研究成果を意欲的に盛り込み、この症候群の新しい実像と本質に大胆に迫ってみた。また、このタイプの方がうまく生活し、その特性を活かすにはどうすればいいのか。周囲は、どう心がけて接すればいいのか。家庭、学校、進路、職場、恋愛といった各ステージにおける実践的なノウハウについて、かなりページを割いて述べた。アスペルガー症候群や自閉症スペクトラムのお子さんをもつ親やこのタイプの人を恋人や配偶者にもつパートナー、職場でこのタイプの人に日々接する人にとっても、問題解決のヒントとなることを願っている。

アスペルガー症候群／目次

図版作成 (有)美創

第一章　アスペルガー症候群とはどんなものか

第一節　ハンス・アスペルガーが出会った子どもたち

奇妙な子どもたちの出現

アスペルガー症候群は、今日、子どもだけでなく大人の問題でもあることが広く認識されるようになっているが、当初、この特徴を備えたケースが見出されたのは、子どもにおいてであった。アスペルガー症候群とは、それを最初に報告したオーストリアの小児科医、ハンス・アスペルガーにちなんで名づけられたものである。彼は、このタイプの子どもたちを、最初に見出しただけではなく、その改善のために、長年にわたって治療と教育に努めたのである。

ハンス・アスペルガーがオーストリアのウィーン大学小児科クリニックで、医師として働き始めた時代は、社会が混乱のどん底にあった。第一次世界大戦後、ドイツとともに敗戦国となったオーストリアでは、インフレ、物不足、街に溢《あふ》れる失業者、貧困と犯罪がはびこり、社会が著しく荒廃していた。そうした中、恵まれない子どもたちは、何の保護も手当てもされず、路頭に放り出され、悲惨な状況に置かれていた。その窮状を救おうと、治療病棟とともに、デイセンター（生活支援施設）が立ち上げられ、治療にとどまらず、子どもたちの生活全般を支え、教育的な取り組みが行われていた。設立者で院長であったエルヴィン・ラツァールのもと、若きアスペルガーも、その活動に加わったのである。

その施設には、さまざまな境遇の子どもたちが連れて来られていたが、家庭や学校で不適応児として扱われていた子どもたちが預けられるケースも多かった。そうした子どもたちとの関わりの中で、アスペルガーは、奇妙な一群の子どもたちの存在に気づくようになる。この未知のタイプの子どもたちは、いくつかの共通する特徴をもっていた。一九三九年秋に、クリニックに連れて来られた一人の少年は、アスペルガーにとって、ことさら印象的だったようだ。というのも、彼が有名な論文の中で、症例として最初に取り上げ、初診の時期について言及しているのは、この一例だけだからである。一九三九年といえば、ナチス・ドイツがオーストリアに侵攻し、二度目の大戦が勃発した政情不安な年ということになる。その少年とは、どのようなケースだったのだろうか。

「大人のように話す」少年

フリッツ・Vと呼ばれた六歳の少年は、小学校に入学したその日に「教育不能」とされて、学校からの紹介でアスペルガーのところにやってきた。

フリッツは、正常出産で生まれ、発達も正常に見えた。歩き出すよりも早く、十カ月で言葉を口にし、早くから片言ではなく文を用いて喋《しゃべ》るようになり、「まるで大人のように」話したという。ただ、言葉の発達に比べると、運動系の発達はやや遅く、不器用だった。歩き始めたのは、一歳二カ月で、身の回りのことをするのを覚えるのも時間がかかった。行動のコントロールにも問題があった。片時もじっとしていられずに、絶えず落ち着きなく動き回り、手当たり次第に物をつかみ取っては、引き裂いたり、壊したりしようとした。また、同じ動作を何度も繰り返す癖があった。

もう少し年齢が上がるにつれて、別の問題が明らかとなった。他の子どもに関心をもったり、遊びに加わったりしようとすることが、まるで見られなかったのである。それどころか、周囲の子どもは彼をいらつかせ、攻撃的にさせた。手近にある物をつかんで相手を叩いてしまうこともあった。逆に好意を感じている人に対しては、唐突に抱きついたりして相手を戸惑わせた。相手がどう感じているかには頓着せず、相手が腹を立てていても、むしろそれを楽しんでいるようだった。敬意とか遠慮といったものはなく、誰にでも物怖《ものお》じせずに話しかけ、対等な口を利いた。言葉の知識はあるにもかかわらず、その場にふさわしい丁寧語を使ったりすることはできなかった。視線や声のトーン、体の動きも不自然で奇妙だった。その一方で早くから数字に興味をもち、計算が得意だった。小学校に上がる前から、分数の計算が素早くできたし、マイナスの概念を自分で発見して理解していた。

ところが、小学校に上がった初日に、他の子どもを叩き、平然と教室の中を歩き回り、コート掛けを倒そうとして大騒動になってしまったのである。

アスペルガーは、家族的背景にも注意を向けている。母方の家系は優秀だが、どこか浮世離れした人物が少なからずおり、母親自身も、感情的な豊かさや女性的な身のこなしに欠け、上流階級の女性であるにもかかわらず、髪や身だしなみが乱れていた。何をするにも違和感があり、共感的な交流にも乏しいところが見られた。子どもに対してもどこか上の空で、家事や子どもの世話もあまり行き届いていなかった。家事や育児が手に余るようになると、彼女は何もかも放り出して、好きな山登りに一週間ばかり出掛けてしまうのだった。父親は、無口で、引っ込み思案で、生真面目な公務員で、自分のことを話すことは稀《まれ》だった。細部や正確さにこだわりが強かった。人と距離をとった接し方をし、結婚も遅かった。

アスペルガーは、彼が経験した多くのケースで、近親者に似た特徴をもつ人がいることから、何らかの遺伝的要因が関係しているのだろうと推測した。このケースについても、アスペルガーたちは改善に取り組み、マンツーマンで治療教育を施すところから始めて、かなり苦労はしたものの、普通学級に通えるところまで落ち着いたのである。

「アスペルガー症候群」の誕生とその後

ハンス・アスペルガーは、このケース以外にも、同じように行動やコミュニケーションの仕方が奇妙で、社会的な適応に問題を抱えているが、独創的ともいえるユニークな能力を備えた一群の子どもたちについて、二十年以上もの臨床的経験を積み続けた。そんな彼が一編の論文を刊行したのは、一九四四年、二度目の大戦も敗色濃厚となった時期のことであった。そしてその中で、まだ知られていなかったこの障害を、「自閉的精神病質」と呼んだ。

ちょうどアスペルガーの論文が世に出た一年前、アメリカでは、精神科医のレオン・カナーによって、社会性やコミュニケーションに重い障害を抱えた一群の子どもたちの存在が見出され、「自閉症」と名づけられた。カナーの自閉症は、知能やコミュニケーションの障害も深刻なケースで、アスペルガーが見出した子どもたちとは、知能や言語能力において大きな隔たりがあった。アスペルガーの論文の存在はほとんど知られることなく、アメリカで独自の自閉症の概念が発展することになる。

アスペルガーの研究が英米でも知られるようになったのは、自らも自閉症の娘をもつ社会精神医学者のローナ・ウイングが、一九八一年に、ドイツ語で書かれたアスペルガーの論文を、英語圏に紹介したことからだった。「自閉的精神病質」という名前に変えて、「アスペルガー症候群」という名称を初めて使ったのもウイングである。彼女はまた、自閉症が、従来考えられていたよりも、もっと頻度の高いもので、軽症から重症まで広がる連続体《スペクトラム》であるとの考えを打ち出した。アスペルガーが見出した子どもたちと、カナーが見出した子どもたちを、連続性をもった「自閉症スペクトラム」として捉えるという発想が生まれたのである。

さらに、アスペルガー症候群が広く認知されるきっかけは、一九九一年に出版されたウタ・フリスの『Autism and Asperger Syndrome』(邦訳タイトル『自閉症とアスペルガー症候群』)であろう。この中で、フリスは、ハンス・アスペルガーの論文から最近の研究までをたどり、アスペルガー症候群の概念を明確にし、今日的な形にまとめたのである。その三年後の一九九四年には、アメリカ精神医学会とWHOが、ともに診断基準への採用を決めるに至っている。これにより、急速にアスペルガー症候群(アメリカ精神医学会では「アスペルガー障害」)という名称が用いられるようになった。

デメリットばかりではない優れた可能性

ハンス・アスペルガーは、このタイプの子が、情緒的な触れ合いや感情を理解する能力に困難を抱えていることを指摘する一方で、決して感情が欠けているわけではないと述べ、それを裏付けるいくつかの事実を記している。一つは、このタイプの子がしばしば鋭い人間観察力を備えていることである。彼らは、対人関係が苦手である一方で、高度で正確な人物判断力を備えていることがある。まったく周囲に関心がないようでいて、一瞬の一瞥で相手を見抜いてしまうようなところがある。また、このタイプの子が、家族から離されると、長期にわたって激しいホームシックにかかるケースが多いことにも注目している。家族と揉めごとばかり起こしていたような場合にも、彼らは切々と心のこもった手紙を家族に向けて書いた。小動物の世話をよくすることも挙げている。家庭では小さな弟を虐待していた少年は、二匹の白ネズミに愛情のこもった世話をし、「どの人より好きだ」と語ったという。

アスペルガーが出会った二百名以上のケースは、ほとんどが男児であった。また、例外なく、親や親族に、本人と共通する特性が程度の差はあれ認められた。こうした傾向をもつのが父親だった場合、大部分は知的職業に、あるいは、高い社会的地位に就いていた。代々、知的職業に就いてきた知識人家系や有名な芸術家、学者の一族の出身ということもあった。このことから、アスペルガーは伴性遺伝との関連を推定し、「男性的知性の極限形態」ではないかと述べている。

アスペルガーは、このタイプが抱える問題を、感情と知性の調和が取れていないことだと述べている。知力は平均か、それ以上であるが、欲求と本能に深刻な問題があるため、「状況への本能的適応」が困難となり、社会生活において欲求や本能をスムーズに充足することに支障が出やすいというのである。

アスペルガーは、このタイプの子どもをめぐって、親と教師の間でしばしば評価の食い違いや対立が見られることにも触れている。親はわが子の独創的でユニークな発想から知的能力が高いと考えるが、教師は学校の勉強に関心を示さなかったり、教えられた通りにやらなかったりするため、低い評価をしがちである。

注目すべき点は、アスペルガーが、このタイプに備わっているデメリットとなりやすい傾向だけでなく、大きな価値を生み出す可能性にも着目していることである。すでに彼は、子どもにおける問題としてだけでなく、成人となってからの彼らの様子についても、勇気を与える記述を行い、感情生活や家庭生活においては苦労しがちだが、職業生活ではむしろ多くのケースで、素晴らしい成功を収めていることを強調している。

それにしても、彼がこの症候群に出会った時代は、第一次大戦の敗戦からナチズムへ、そして二度目の大戦が終幕へと向かう暗黒の時代であり、社会が混乱を極めた時期であった。その混沌とした時代に、愛情と熱意をもって、困難を抱えた子どもたちに向かい合ったアスペルガー博士たちの献身ぶりに、敬服の念を覚えずにはいられない。

第二節　ケースは語る

三つのタイプより

アスペルガーの研究は非常に優れたものであるが、対象となった子どもたちが重度の不適応を引き起こした子どもに限られていたことから、偏りがあったことも指摘されている。アスペルガー症候群は、ハンス・アスペルガーが見出したものをベースにしながら、カナーの自閉症概念とも融合し、より普遍性をもったものに発展してきた。アスペルガー症候群がどういうものであるのかを、さらにイメージ豊かに理解できるように、身近でも出会いそうな具体例をいくつか提示したいと思う。

アスペルガー症候群と一口にいっても、さまざまなタイプがある。大人になると、さらに多様なパーソナリティへと分化していく。ローナ・ウイングは、三つのタイプに分けることを提案している。この三つのタイプは、アスペルガー症候群の幅広さを理解するのに役立つ。このタイプ分けに従って、代表的なケースを取り上げ、子ども時代から大人に成長するまでの経過をたどってみよう。

①積極奇異型

もっとも典型的なアスペルガー症候群のタイプである。対人関係や社会的活動において、消極的というよりも積極的な印象をもたれることが多い。好奇心や周囲の出来事への関心は高く、自分から首を突っ込もうとする。そうした積極性は、相手の事情にはお構いなしのところがあり、節度や常識的なマナーというものは眼中にないので、度はずれた行動に出て、相手を面食らわせることもしばしばである。

無口などころか、おしゃべりで、理屈っぽく、口も達者な傾向が見られるが、相手と交互にコミュニケーションをとるというよりも、一方的に質問を繰り出したり、知識をひけらかしたり、自分の興味のあることを喋り続ける。相手がそれに対して何か言おうとしても、なかなか言わせてもらえず、せっかくコメントしても、それに対する反応は乏しい。相手が何も言わなかったかのように、また自分の話を再開するという具合である。何げない会話や気のおけないおしゃべりをするということが苦手である。

小さい頃は、ユニークで面白い子と見られているが、年齢が上がって、周囲は次第に奇異な目を向けるようになる。本人もそのことを自覚するようになり、ある時期から、自分を抑える傾向が強まることが多い。中学頃を境に、以前ほど積極的でなくなり、おとなしくなっていくということが見られやすい。

「研究」する少年

赤ん坊のときから神経質でよく泣き、手がかかった。夜も不眠がちで、抱いていないと激しく泣いた。三歳の頃は、飽きずに一人で人形遊びをし、同じビデオや絵本を繰り返し見るのを好んだ。偏食が激しかった。幼稚園では、「やんちゃ」で落ち着きなく動き回り、じっとしていなかった。お遊戯を一緒にせずに、一人遊戯室の遊具に触ったり、手当たり次第に放り投げたりしていた。

社会科が得意で、歴史マンガの本や事典をよく読んでいて、細かい事実を覚えていた。片付けは苦手で、いつも部屋は散らかっており、忘れ物をよくした。授業中は、ボーッとしていることが多く、手遊びやノートに落書きをしていた。運動神経はあまりよくないが、かけっこは得意だった。身だしなみにはお構いなしで、中学に入っても、シャツをズボンからはみ出させ、ズボンを引きずりながら歩き、いつもだらしなかった。社会科が相変わらず得意で、地理に興味があり、地名について「研究」していた。知識は豊富なのに、なぜかテストの点数は悪く、また提出物も出さないので、成績は惨憺《さんたん》たるものだった。しかも、教師に対して生意気な発言をするので、問題児扱いされていた。地理や世界情勢に関心があり、話し始めたら時間を構わず、「研究」の成果を親を相手に喋り続ける。

普通科高校に進学するも、クラスと合わず、学校に行きたがらなくなる。そのため、中退して、通信制高校に変わる。レポートの提出日の管理や身の回りのことができないため、いつも母親がマネージャー兼家政婦のように本人の世話を焼いていた。大学への進学を希望するが、本人の第一志望は学力より高すぎるところであった。

やがて地理の興味から、観光業に関心をもつようになり、勉強にも身が入った。大学は志望通り、観光学科に進んだ。大学で、友人ができ、一緒に旅に出掛けたりもして、交友を楽しむ。旅行代理店への就職を希望している。

物知りパパ

子どもの頃からわんぱくで、落ち着きなく駆け回って遊んでいた。記憶力がよく、車の型や年式を一目で見分けて、言うことができた。自分の思い通りにしようとするところがあり、そういうときは頑固で、うまくいかないと激しく癇癪《かんしゃく》を起こした。忘れ物やケアレスミスが多く、滅多に勉強はしなかったが、成績は中の上だった。学校では始終トラブルを起こし、母親はよく呼びだされた。その度に、厳しく言って聞かせるのだが、その場限りで、また同じことをしでかすのだった。団体行動は苦手だが、物を作ったり絵を描いたりするのは上手で、熱中すると何時間でもやっていた。

中学、高校と進むにつれて、行動面では落ち着いたが、以前より内向的になった。高校三年になってから、学業の必要性に気づいて、急に猛勉強を始める。成績は上向いたが、大学受験は失敗し、一般企業に就職した。最初の一、二年は、欠勤や遅刻が多く、先が危ぶまれる。面倒見のいい上司のお陰もあって、どうにか首がつながり、四年、五年と経《た》つうちに仕事ぶりを認めてもらえるようになる。二十代半ば頃から、自分が対人関係や精神的に問題を抱えていると感じるようになり、座禅を組みに通ったりする。

二十代の終わりに、保育士の女性と知り合い、結婚する。子どもができてからも、天真爛漫な子どものようなところは相変わらずで、自分の興味のあることに熱中すると、他のことはお構いなしになってしまう。子どもの面倒も妻に任せっぱなしだが、子どもと遊ぶときは、一緒になって遊ぶので、子どもは父親に懐いている。知識が豊富で、子どもが何を聞いてもよく知っている。職場では、誠実で責任感が強い人柄が周囲から評価され、信頼されている。いったん決めたら、その通りにしないと気が済まず、手を抜くことができないため、仕事で無理をしてしまうことがある。

②受動型

もう一つの典型的なタイプである。このタイプの人の最大の特徴は、対人関係が消極的で、自分からは話しかけたり、関わりを求めないが、話しかけられたり、誘われると、会話や交友関係を楽しむこともできることである。周囲に対して関心がないわけではなく、静かに端《はた》から見ていて、面白い場面では、笑ったりして一緒に楽しむこともある程度できる。しかし、必要がない限り、自分から交友や親しみを求めて、他人と関わっていこうとはしない。

このタイプの人も友達関係をそれなりにもっていることもあるが、大抵は、相手がリード役で、声を掛けてくれたり、交友を求めてきてくれたりすることで成り立っている。何かの拍子に、相手からのアプローチが途切れてしまうと、友情も自然消滅する。

行動が受け身的なので、奇異さはあまり目立たず、おとなしく、優しい子という印象をもたれている。自分を強く主張しないので、積極的な相手にとっては思い通りに支配しやすく、交友相手として好まれる場合もある。

歴史好き少女の転身

母方の祖父は学者、父親は技術者である。幼い頃からあまり幼児語をしゃべらず、大人のような言葉遣いをした。本は三歳のときから読むことができた。同年代の子どもとの遊びには関心を示さず、一人で本を眺めているか、絵を描くことを好んだ。幼稚園の時、自分で物語を作り、それに挿絵を描いた。一人で過ごしても退屈しないようだった。唯一年上の従姉《いとこ》のところには、よく遊びに行った。小学校に入ると、友達もできたが、一緒に遊んでいるというよりも、その子の言いなりになっていた。物覚えがよく、勉強はよくできた。決められたことは必ず守り、どんなに遅くなっても、宿題をこなそうとした。ただ、要領が悪いところがあり、丁寧にやりすぎて時間が足りなくなるということが多かった。小学四年のときには、よく遊びに来ていた女の子から、突然いじわるをされるようになり、学校に行くのを嫌がった時期があった。担任の教師の指導で、その件は落ち着いたが、その後、友達と親しい付き合いをすることはなくなった。読書に没頭し、ことに中国や日本の歴史に興味をもつようになった。

普段は無口だが、歴史のことをしゃべり出すと、別人のように雄弁になる。その知識は子ども離れしていた。中学、高校は私立に通い、同じような興味をもつ子に出会って、休み時間はいつも一緒にいた。しかし、学校外での付き合いはほとんどなく、やがて有名女子大学の歴史学科に進んだ。

ところが、その頃から、匂いなどへの過敏さが強まったこともあり、満員電車に乗って大学に通うのが次第に苦痛になり、休みがちになってしまう。歴史への興味も薄れていった。安定剤の投与にて、数カ月で症状は軽減したが、元の大学には戻らず、中退して社会福祉系の大学に入り直す。彼女にとって大きな転身だった。別人のように積極的な学生生活を送り、年下の学生とも交友した。その後、志望した授産施設に就職。要領の悪いところはあるが、周囲の理解もあり仕事を続けている。

「一人にして欲しい」と離婚を申し出た男性

幼稚園の頃から口数が少なく、おとなしかった。自分から他の子と遊ぼうとしないが、誘ってくれる子がいると、一緒に遊んでいる。

成績は中の下で、国語より算数ができた。計算は得意だったが、文章題は苦手だった。スポーツも苦手だったが、マラソンだけは速かった。学校時代は、よくいじめられた。工作は得意で、物を作るのは好きだった。高校時代は、同じ趣味の友人もいて楽しかった。卒業後、就職して一人暮らしを始めたが、他人をすぐ信用してしまい、訪問販売をうまく断ることができず、次々と多額のローンを組む羽目に。

就職先でも、頼まれると断れず、言われるままに仕事を抱え込み、疲れ果てて辞めてしまうということが何度かあった。派遣社員の方が気楽だからと、最近は、派遣の仕事を転々としていた。やがて職場で知り合った女性と結婚。女性は、社交的で明るく活発な人で、自分と対照的に物静かで出しゃばらない彼の人柄が気に入ったようだった。

結婚後、子どもができたが、自分一人の楽しみを優先し、家族にはまったく構わなかった。妻は、夫の態度に困惑しながらも、何とか家庭を維持しようと切り盛りしていた。ところが、彼の方から、「一人にして欲しい」と言い出し、結局、離婚に踏み切った。しかし、離婚後も心配なので、元妻は夫のところを覗《のぞ》きに行って、何くれとなく世話を焼いている。本人は、一人で暮らすことに、あまり苦痛を感じている様子もなく、淡々と生活している。

③孤立型

このタイプは、周囲への関心自体が乏しいことを特徴とする。自分から関わりを求めていかないだけでなく、関わりを求められても、反応が乏しく、そっけないという印象を与えてしまう。相手は、拒絶されたと思ってしまうこともある。そのため、交友のチャンスがあっても発展しにくく、孤立的に行動してしまいやすい。心の中には、とても豊かな世界をもっていても、そのことに気づかれにくい。

就職で躓いた優等生

頭が大きく自然分娩が困難で、吸引分娩で生まれた。よく動き回り、じっとさせるのに苦労した。呼んでも、自分の好きなことに熱中していると、振り向こうともしないことがよくあった。三歳児健診で言葉が少ないことを指摘されたが、特に治療は受けさせなかった。レゴブロックやプラレールでよく遊ぶが、一人で遊ぶのを好み、他の子どもには関心を示さない。服を着替えるのを厭《いや》がり、着替えが必要な体操や水泳をしたがらない。幼稚園の頃から、数字に興味を示すようになり、西暦の日付を言うと、曜日を答えることができた。年が上がると、鉄道に関心をもつようになり、時刻表を隅から隅までよく覚えていた。自分の気持ちや意見を言うのが苦手で、授業中も黙っていることが多かった。小学校高学年になると、いじめられることがあり、職員室登校をしていた。

中学、高校時代も、真面目な優等生として通した。だが、友達との付き合いはなく、いつも一人で過ごしていた。成績は優秀で、大学に進学。同じゼミで、初めて友人らしい友人ができた。就職活動を始めたが、なかなか採用にならず、やっと採用が決まった会社も、三カ月足らずで「合わない」と辞めてしまった。その後、引きこもった状況が続いている。

ニヒルな麻酔科医

勤務医の長男として生まれた。三つ上の姉に比べて、表情や反応が乏しいものの、おとなしく手のかからない子どもだった。母親に甘えることがあまりなく、母親の姿が見えなくても平気だった。歩行開始や言葉の発達にも問題なく、早くから音楽や絵本に関心を示した。近所の子どもとも遊びたがらず、絵本を眺めたり、父親のレコードに聞き入ったりしていた。最初に問題を指摘されたのは、幼稚園に入ってからで、他の子どもたちとあまり遊ぼうとしないとのことだった。一人絵本を眺めたり、水槽の生き物を見たりすることを好んだ。小学校に上がると、帰り道が同じ二人の友達ができたが、自分から遊びに行ったり、話しかけたりすることはなく、友達が来ていても、自分一人で遊んでいることが多かった。自分の気持ちを話したり、学校であったことを話したりすることは、ほとんどなかった。しかし、成績はよく、特に数学が得意で、ほとんどいつも百点だった。姉がピアノを弾いているのをまねて、自己流で弾き始めたが、姉よりうまくなった。習わせると、めきめき上達したが、ピアノ教室に行く日になると、緊張するのか体調が悪くなるようになり、仕方なくやめさせた。それでも、中学の頃には、自分で楽譜を見ながら、ショパンやベートーベンを弾きこなしていた。運動は苦手で、特にドッジボールを厭がったが、走るのは速く、中学では陸上部で、そこそこ活躍した。だが、部の友達と個人的に付き合うことはなかった。

進学校に進み、見事に医学部に合格。大学時代も、親しい友人はできなかったが、無難に卒業し、麻酔科に入局する。麻酔科医の仕事は、対人関係に煩《わずら》わされることが少なく、時間もきっちりしているので、合っていると感じている。もう四十歳になるが、一人の暮らしが気楽で、結婚するつもりはない。一人で海外を旅行したり、好きな音楽家のコンサートに出掛けたりして、何不自由なく暮らしている。

対人関係が不器用で、強いこだわりをもつ

これら三つのタイプには、対人関係の積極性という点で、一見すると大きな違いがみられる。しかし、根底には共通する特徴が認められる。その特徴は、大きく二つにまとめることができる。

一つは、対人関係が不器用だということである。人と接するのに、とても消極的という場合から、積極的だが、何となくズレてしまうという場合まであるが、どちらにも通じるのは、対人関係の量というよりも質的な問題で、相互的な関係が乏しいということである。

また、不器用さは、対人関係だけでなく、体の動きや表情、物腰にも現れる。いささかデフォルメされているとはいえ、ミスター・ビーンやチャップリンが演じる蝶ネクタイの紳士は、アスペルガー的な不器用さの一つの典型を見事に表現している。堅苦しく、形式張り、どこかアンバランスで、不自然な身のこなしだけでなく、よかれと思ってやったことが、思いもかけない大失敗になったり、純粋すぎて騙されやすかったりするところも、このタイプの本質を突いている。本人は大まじめなのだが、どこか滑稽で、調子外れなのである。

もう一つの特徴は、強いこだわりをもつということである。鉄道や昆虫採集、歴史や数学といったある特定の分野の、さらに狭い領域に並外れた興味と知識をもつというのが典型的である。並の人間には、なぜそんなものにそこまで関心がもてるのかわからないということも多い。

ロスチャイルド卿は昆虫採集に熱中したが、彼が虜《とりこ》になったのは、ノミのコレクションであった。虫眼鏡で見なければ、見分けもつかないような小さな昆虫の、わずかな羽根や体の模様の違いに夢中になったのである。多くの人には、理解不能の世界だろう。こうした凡人が見向きもしないようなものに、並々ならぬ関心を寄せ、人生を捧げさえする。その情熱が、ときには、偉大な発見、発明を人類にもたらすこともある。

次の章では、この症候群の症状とその根底にある基本障害について、さらに詳しく、より具体的に掘り下げていきたい。

第二章　アスペルガー症候群の症状はどのようなものか

三つの大きな症状とは

前章で見たように、ハンス・アスペルガーの見出した自閉的精神病質の概念が、アメリカで別個に見出された自閉症の概念に融合し、今日のアスペルガー症候群の概念が成立することになった。今日、アスペルガー症候群が、どういうものとして理解されているのかを、最先端の知見に従ってみていくことにしよう。ごく最近、イギリスのオックスフォード出版局から出版されたバロン・コーエンの〝Autism and Asperger Syndrome〟が、わかりやすく、よく整理されているので、それに、若干の補足をしながらみていきたい。症状のリストを掲げてある。

これらの症状は、ある意味、最終的な結果として表面に現れたもので、その根底には、より根源的な症状がある。表面に現れる症状は、その根底にある障害を知ることで、より深く理解することができる。現在、アスペルガー症候群の症状は、大きく三つに分けて考えられる。（1）社会性の障害、（2）コミュニケーションの障害、（3）反復性の行動／限局性の興味、である。

第一節　社会性の障害

体や心が共鳴しにくい

アスペルガー症候群を含む自閉症スペクトラム（広汎性発達障害とも呼ばれる）の基本症状として、まず挙げられるのは、社会性（社会的相互作用）の障害である。この症候群を最初に報告したアスペルガーも、最も明白な兆候として、社会集団における行動の問題を指摘している。他の人と一緒にいても、「まるでたった一人の世界にいるように」周りの出来事に対して関心を示さず、孤立的にふるまう。相手を喜ばせようとか気に入られようとかは思わず、周囲から親しい触れ合いを求められても、拒否してしまうこともある。誰かが不意に、自分の世界に入り込んできたり、決まりごとに従うように強要されたりすると、激しく拒絶反応や癇癪を起こすことになる。こうした社会性の問題は、どうして起きるのだろうか。その根底にあると考えられている問題の一つは、相互応答性の障害である。

通常の対人関係では、一人の発言や行動は周囲に波動のように広がり、反響し、相手から反応が返ってくると、また反応するという性質をもっている。言葉を交わし合っているとき、声のリズムや体の動きが同期し、互いが鏡に映し合ってダンスを踊るように動いていることも知られている。その場合に、大きな役割を担っているのは、言葉よりも、非言語的なコミュニケーションと呼ばれる身体的反応である。

親しみをこめて話しかけたときに、笑みを浮かべた眼差しや豊かな身ぶり、感情のこもった声が返ってくれば、話はすぐに弾むことになる。ところが、能面のような顔のまま、こちらを見もせず、ただ機械のような口調で、「何か用ですか?」とだけ返事が返ってきたら、あなたは二の句が継げなくなってしまうに違いない。

アスペルガー症候群では、視線が合いにくく、相手の顔をあまり見ようとしない。声の調子が単調だったり、抑揚が不自然だったり、表情、身ぶりも乏しい。表現が乏しいというだけでなく、相手の視線や声の調子、表情、身ぶりが伝えようとしているニュアンスを読み取ることができない。そのため、不自然なやり取りになりがちだ。

表1　社会性の障害による症状

①不自然なアイコンタクト
②表情や声の調子、身構えから、相手の感情を読み取るのが苦手
③応答性の欠如。交互に対話できず、一人で一方的に喋る
④相手の気持ちや考えを察するのが苦手
⑤相手の行動にどう応じたらよいかわからない
⑥自分の視点だけが正しいと思い、それ以外の視点で考えることができない
⑦他人に対する関心が極度に乏しい
⑧一人の方を好む

相互応答性が乏しいと、近寄りがたく、取っつきにくい印象を与える。だが逆に、馴れ馴れしくふるまってしまう場合もある。初対面の相手に平気で近づいていき、体に触ったり、唐突な頼みごとや質問をしたりする。相手の反応がわからないため、適切な距離がとれないのだ。年齢や社会的な上下関係、節度というものに配慮せずに、対等な口を利いてしまい、生意気だとか図々しいと思われてしまうこともある。

相互応答性は、言語的なレベルにおいてもコミュニケーションを行うために重要である。通常のコミュニケーションは、言葉のキャッチボールであり、言葉が交互に、応答的に行き交う。相手の発言内容に対してコメントをしたり、それにからめて次の発言をするのが、暗黙のルールである。せっかく相手の話に耳を傾けたとしても、相手の発言内容とは無関係に話し続ければ、相手は肩すかしを食らったと感じる。そうしたことが繰り返されれば、相手は、会話を続ける気をなくしてしまうだろう。

実のところ、このタイプの人の会話は、コミュニケーションというよりも、自分の一方的なスピーチか独演会のようになってしまいがちだ。相手が何か話したそうにしたり、一方的な話に戸惑いを覚えたりしていても、そのことにもなかなか気づかない。

人との親密な関係が育まれにくい

相互応答性の障害が引き起こす必然的な結果として、親しみが育まれず、気を許しあった友人に恵まれにくい。出会いが、親密な関係に発展しにくい。自分の方で、知らず知らず親密な関係を阻《はば》んでしまう。相手が好意をもって接近しても、素っ気ない反応に戸惑い、無愛想な印象を与えてしまい、相手は嫌われていると勘違いして立ち去ってしまうこともある。一方通行の対応に、相手はちぐはぐさや戸惑いを感じてしまう場合もある。

一緒にはしゃいだり、遊んだりということも好まない。輪になって遊ぶことや集団遊びが苦手である。そういう子は、みんなで楽しむ場面になると、かえってつまらなそうにする。一人で取り組める遊びの方が面白いと感じる。

だが、それはデメリットばかりではない。他人から超然としていることによるメリットもある。他人や周囲のムードに左右されることが少なく、自分の意志や考えを貫きやすい。

こうしたタイプの人が、他の人と接点をもちやすいのは、同じ興味や関心を共有することによってである。お互いが直接に向き合うというよりも、どちらもが、同じ関心事に向き合うことで、並列的な関係が成立する。こうした関係の方が楽であり、また必然性があるものとして感じられる。

このタイプの人も、生活や体験を共にしていると、相手に対して、愛着や絆のようなものを感じるようになる。ただ、そうした絆も、いったんその環境から外れてしまうと途絶えてしまいがちで、本当の親密な関係には発展しにくい。より高い共感性や社交性をもつ相手からの積極的な関わりに依存していることも多い。

友情というものに対する捉え方も表面的で、友人を求める気持ちも、希薄な傾向が見られる。このタイプの人にとって、親密な友人がいないことは、それほど苦痛なことではなく、むしろ自然なライフスタイルであり、その方が楽な部分もある。親密な関係を切望している場合も、実際にそうしたチャンスがあって人と濃い関わりをもつと、短期間で疲れてしまい、一人の方がいいと思うことも少なくない。

相手の視点で考えられない

社会性の障害の根底にあるもう一つの問題は、相手の感情や気持ちがわかりにくいということである。相手の視点で相手の心の動きを想像する能力を「心の理論」と呼ぶが、この能力が弱いのである。バロン・コーエンは、自閉症スペクトラムの根本障害を心の理論の未発達にあるとした。この「心の理論」仮説は、今日でも、もっとも有力な仮説である。

心の理論は、その年齢に応じた発達を遂げていく。心の理論が育まれていく上で、最初の重要なステップは、注意の共有である。生後五カ月から九カ月という時期に、乳児はすでに、意図的な行動と偶然的な行動を見分ける能力を発達させ始めるが、その場合に、重要な働きをしているのが、この注意の共有である。注意を共有することにより、たとえば、差し出された腕が、自分を抱こうとしているものだということを感じ取ることができる。「危ない！」と叫んだ声が、何かを知らせようとしていると気づくことができる。この注意の共有は、一歳二、三カ月までに完成され、相手の意図を推測するベースが形作られる。自閉症スペクトラムの子では、注意の共有の発達が遅い。

次の重要なステップは、ごっこ遊びや想像遊びとして見られる。積み木を車に見立てたり、人形やぬいぐるみを生きている存在や家族に見立てたり、あるいは、自分があたかも母親や運転手や医者であるかのようにふるまう段階である。自閉症スペクトラムでは、ごっこ遊びがあまり見られない。その代わりに、ルール化され、システム化された遊びに熱中する傾向がある。将棋やカードゲーム、テレビゲームなどは、このタイプの子のお気に入りの遊びである。ごっこ遊びはあまりしない代わりに、マンガや映画のセリフやアクションをそっくりそのまま再現して遊ぶのを好む。

三番目の重要なステップは、相手の立場になって考えることができる段階である。「サリーとアン課題」と呼ばれる有名な検査がある。おやつを入れたバスケットを、サリーが赤い箱の中に隠す。サリーが立ち去った後に、アンがやってきて、バスケットを見つけると、青い箱の中に隠し直す。やがて、もどってきたサリーは、「どちらの箱を開けるでしょう?」というのである。通常、四歳になった子は、赤い箱だと答えることができる。ところが、自閉症スペクトラムの子では、アンが移した青い箱だと答えてしまう。おやつがどちらに入っているのかという事実の問題と、サリーにとって、どう受け止められるのかという視点の問題が、区別できないのである。

この段階になると、子どもは欺《あざむ》きや騙し、ウソを理解するようになる。口にする言葉は必ずしも真実や真意ではなく、ときには、事実とは異なることを意図的に言って、相手をコントロールするということをわかってくる。しかし、自閉症スペクトラムの子では、こうしたことを会得するのに時間がかかる。頭ではわかっていても、欺かれやすい。口に出す言葉を額面通りに受け取ってしまいやすい。大人になってもその傾向が残っている。それは、このタイプの純粋さ、腹蔵のなさという長所にもなる。

『自閉症だったわたしへ』の中で、作者のドナ・ウィリアムズは、こんなエピソードを語っている。スケートに夢中になっていたドナは、ある日、ガリーという男性から声を掛けられる。顔を合わす度に、ガリーはドナに近づいてきて、愛を囁《ささや》くようになった。ガリーは、ドナに、「いつかきみと一緒に暮らしたい」と言った。その言葉を真に受けたドナは、突然、行動を起こす。自分の荷物をトランクにつめると、タクシーでガリーのアパートに向かい、勝手に荷物を運び入れてしまう。やがて、帰宅したガリーは、ドナが引っ越してきたことを知って、腰を抜かしそうになる。驚いているガリーにドナは言う。「だってわたしと一緒に暮らしたいって、言ったでしょう?」と。

さらに、この能力は進歩し続けて、通常九歳では、相手の気持ちを傷つける言葉がわかるようになり、それを口にするのを控えるようになる。だが、アスペルガー症候群では、この能力が発達するのに、平均三年ほど遅れ、十二歳頃までかかるとされる。また、同じく九歳頃には、目つきを見ただけで、相手の気持ちを判断できるようになるが、アスペルガー症候群では、こうした能力の発達がさらに遅れやすい。

そのため、人に不愉快な思いをさせたり、傷つけたりしてしまいやすいが、大抵は、自分の行為を相手がどう受け取るかがわからないことによる。本人は至って悪気のない意図しかもっていないのだが、それが、場を読めない非常識な行動になってしまうのである。

ある小学五年生の男の子は、転校する子のお別れ会で、みんなが心温まる贈り物をする中で、占いをすると言って、おみくじをもってきた。運悪く、相手の子が引いたおみくじに、大凶と書いてあるのを見ると、彼は「大凶です。不吉なことが起こります」と言ったので、相手の子は泣き出し、せっかくのお別れ会が台無しになってしまった。

「心で感じる」ことが難しい

心の理論は、重要な仮説であるが、実は、アスペルガー症候群の共感性の乏しさを説明するのに十分ではない。バロン・コーエン自身認めているように、共感性は、心の理論だけによるのではない。相手の気持ちがわかるには、もう一つ別の能力が関係している。それは、「心で感じる」ことであり、「情動的共感」と呼ばれる。相手と感情を共有し、心を響かせ合う能力である。それに対して、心の理論によって、相手の意図や気持ちを「頭でわかる」ことは、「認知的共感」と呼ばれる。アスペルガー症候群では、情動的共感の低下が、認知的共感の低下以上に認められることが多い。相手が囚われている感情というのは、頭で理解するというよりも、波動のように響いてくるものである。それに響き合うように、われわれの脳は作られているのだが、その響き合う性質が弱いのだと考えられる。

この共感性の能力は、相互応答性の能力と密接に関係している。それは、まったく同じ能力をベースにしているのかもしれない。感情の波動に共振し、それを感じ取るという能力である。アスペルガー症候群の人では、心の理論にも増して、この波動を感じ取る能力が弱い。そのため、このタイプの人にとっては、言葉を交わしてもいない相手の感情をわかることの方が、不思議に思える。ある種の超能力のように思えてしまい、まねができないと感じる人もいる。健常な人が、レーダーを搭載した飛行機で飛んでいるのに対して、アスペルガー症候群の人は、レーダーなしで、目視だけで飛行している状態に喩《たと》えられるだろう。その場合、頼りになるのは、意味をもった言葉だけなのである。

共感という作用が乏しいと、相手の意図や気持ちを感じ取りにくいだけでなく、関わり合いが発展しにくい。相互的応答性のところで述べたように、相手が共感的な反応を期待しているのに、そっけない返事しか返さないとなると、親密さは生まれにくい。

ただ、一口にアスペルガー症候群といっても、心の理論や共感性がどれくらい発達しているかは、各人でさまざまである。人によっては、共感性はあって、お人好しだが、心の理論が弱く、相手の隠れた意図に気づかず、騙されやすいということもある。その逆に、話していると機械と話しているような印象を与えるが、的確に相手の意図を見抜く力を備え、チェスのコマでも動かすように、巧みに大勢の人間を操るタイプの人もいる。実際、アスペルガー症候群が推測される人で、経営者や政治家、軍人といったリーダーとして活躍した人は、意外に多い。情にほだされない分、冷静に状況を判断し、合理的に行動できるというメリットがある。

顔や表情を見分けられない

心の理論や共感性の発達の遅れは、人間どうしのつながりや集団の成り立ちの仕組みを理解することの遅れにもなる。目が見えない人に視覚的な感覚が発達しないのと同じように、表情や相手の心が見えにくい人では、社会的なセンスも発達しにくい。

社会的な認知において、もっとも重要な領域は顔である。顔は、体の一部に過ぎないが、人間にとって、特別な意味をもつ領域である。顔は、その人のその瞬間の気分や感情を表すだけでなく、その人の人格やこれまでの体験さえも物語っている。社会的能力が健常な発達を遂げた人では、相手の顔を見れば、相手の気分や心の中をおおよそ推し量ることができる。少し社会的能力に長《た》けた人なら、その人柄や性格、過去の体験までも、おおよそ見抜いてしまう。就職試験で面接が重要視されるのも、顔を見て言葉を交わすことによって、それ以外の方法では得られない多くの情報が得られるからである。

このように顔は、非常に重要な社会的認知の手がかりを与えるものであり、単なる体の一部ではないし、ましてや、単なる物体とは区別される。人が顔をきれいにし、その手入れに長い時間を費やし、一日に何度も鏡を眺めるのも、顔が特別な部分だからである。顔は、社会的な器官なのである。

したがって、健康な人では、顔に対する認知を特別に発達させている。何千人もの顔を区別できるのは当たり前だし、一度しか会ったことのない人の顔を覚えていることも普通のことだ。

ところが、アスペルガー症候群の人では、顔や表情の認知が弱い。顔がなかなか覚えられず、表情の意味を読み取り損ないやすい。自閉症の子どもでは、物体の認知には問題がないのに、母親の顔の認知では著しい低下が見られる。三、四歳の年齢でも、しばしば母親の顔がわからない。自閉症の子では、顔ではなく声や匂いや肌触りといった他の感覚で、母親を認識しているともいわれている。もう少し大きくなれば、もちろん、身近な人の顔の区別はつくようになるが、顔を覚えるのが苦手な傾向は続く。顔の認知が弱いという特徴は、早くから見られる特徴の一つと考えられ、自閉症スペクトラムの早期診断の手がかりとして注目されている。

風景などの写真と顔を見せて、その記憶力を比較すると、健常な人では、顔の記憶力が圧倒的に優れているのに、自閉症スペクトラムの人では、風景の記憶の方が優れているという結果が出る。実際には、風景の記憶が優れているというよりも、両者の記憶にほとんど差がないため、健常者と比べたとき、風景の記憶が優れているという印象を与えるのである。

つまり、自閉症スペクトラムの人では、顔を特別なものとしてみなさず、物体や他の体の一部と同じように認識しているといえるだろう。そこに提示されている豊富な社会的情報は、読み落とされてしまいがちである。

周囲の感情に無頓着である

もう少し高度な社会的認知の力として、暗黙の社会的なルールや前後の文脈を理解する働きが挙げられる。アスペルガー症候群の人では、これを読み取るのが苦手である。そのため、社会常識というものがわかりにくく、悪気もなく不躾《ぶしつけ》なことを言ってしまう。初対面の相手に、いきなり既婚か未婚かを聞いたり、年収をたずねたりして、相手を戸惑わせるというのは典型的だ。言ってはいけないことがわからず、虎の尻尾《しっぽ》を無頓着に踏んでしまうこともある。相手を激高《げっこう》させてしまっても、本人にはどうして相手が怒っているのかわからない。むしろ、相手の反応を不当だと感じ、そうした積み重ねが、対人不信感につながることもある。

自分の視点に囚われているため、周囲からどう思われるかよりも、自分の流儀や感性、理屈を優先する。みんなと和気藹々《わきあいあい》と行動するということはスタイルに合わない。自分の興味以外、周囲の気持ちや関心はあまり眼中にないため、「自己中心的」であるという誤解を受けることもある。他人の気持ちを考えないというよりも、それが目に入らないため、考えようがないのである。自分が言ったことで、相手がひどく衝撃を受けていても、そのことに気づかない。

アスペルガーは、その論文で、印象的なケースについて触れている。普段は気弱で、お行儀がよく、恐がりで、心配性な七歳の男児は、母親にこう話したという。「母さん、僕がいつかナイフをもって、母さんの心臓にそれを突き刺したら、血が吹き出て、すごく興奮するよね」「もしも僕がオオカミだったらいいのにな。そうしたら、ヒツジや人の肉を食いちぎって、血が流れ出るね」母親が指を切る怪我をしたときには、興奮して叫んだ。「なんでもっと血がでない？　血よ流れろ！」（『自閉症とアスペルガー症候群』冨田真紀訳より引用）。

このケースでは、血というものへの特有のこだわりがみられるが、特定の物への強いこだわりも、アスペルガー症候群の特徴である。

相手の気持ちに対する無頓着さは、特別な子どもだけの話ではない。普通の企業で働いている大人たちの間でも、しばしば見られる。相手は、常識を超えた出来事に、声を失うほどの衝撃を受けることになる。本人に悪気はないとはいえ、人間関係にしこりを残しかねない。これは、その一例だ。

ある社員が、社長にいきなりこう質問したという。

「うちの会社の今後を考えると、社長にはそろそろ辞めてもらったほうがいいと、僕は思うんですが、社長はいつ頃引退するんですか？」

苦労人の社長は、一瞬アッケにとられながらも、「今の時点では、私がいないと言うことを聞かない連中もいるから、まだ先だな」と、平静に応じた。だが、内心の動揺は隠せなかったという。

社長は、その社員のアイデア豊富なところを評価し、周囲から浮きがちな本人をかばっていただけに、ショックが大きかったようだった。

このタイプの人は、服装や身だしなみにも無頓着なことが多い。ぼさぼさの髪をして、ボロをまとっていても平気である。決まりきった恰好《かっこう》を好むことが多い。東大のある名物教授は、いつも野暮ったい仕事着を着て、おまけに、一年中、汚れた長靴を履いていることで有名だった。その恰好で、彼はどこからともなく講義室に現れ、見かけからは想像できない高尚な講義をして、またどこへともなく去っていく。ファッションや流行といったことにも、あまり関心を払わない。人がどう思うかということよりも、人の思惑とは無関係な真実こそが大事だと考える。真実は、人が好みや多数決で決めるものではないはずだからだ。

マイクロソフト創立者で世界的大富豪でもあるビル・ゲイツも、このタイプの人物だと指摘されている一人である。小学校に入ったばかりの頃は、モノレールなどの乗り物に夢中で、知的能力は優れていたが、社会性や行動面では際立って幼く、両親は進級を一年遅らせようかと真剣に悩んだほどだった。その一方で、九歳のときまでに百科辞典をAからZまで読み通していた。風采や身だしなみに無頓着なところは、大人になっても抜けきらなかった。巨大企業の総帥となっても、ジーンズ姿で、近所のマクドナルドにハンバーガーを食べに現れた。

アップルコンピューターを立ち上げたスティーブ・ジョブズは、もっと上をいっていた。アップルを創業したばかりの頃、彼は、ネクタイを締めるどころか、ヒッピー同然の恰好で、裸足で商談にやってきたという。風呂にも滅多に入らなかった。そうした彼らも、ステイタスと富を手に入れるにつれて、見かけの重要さにも気づき、それなりの恰好をするようになる。

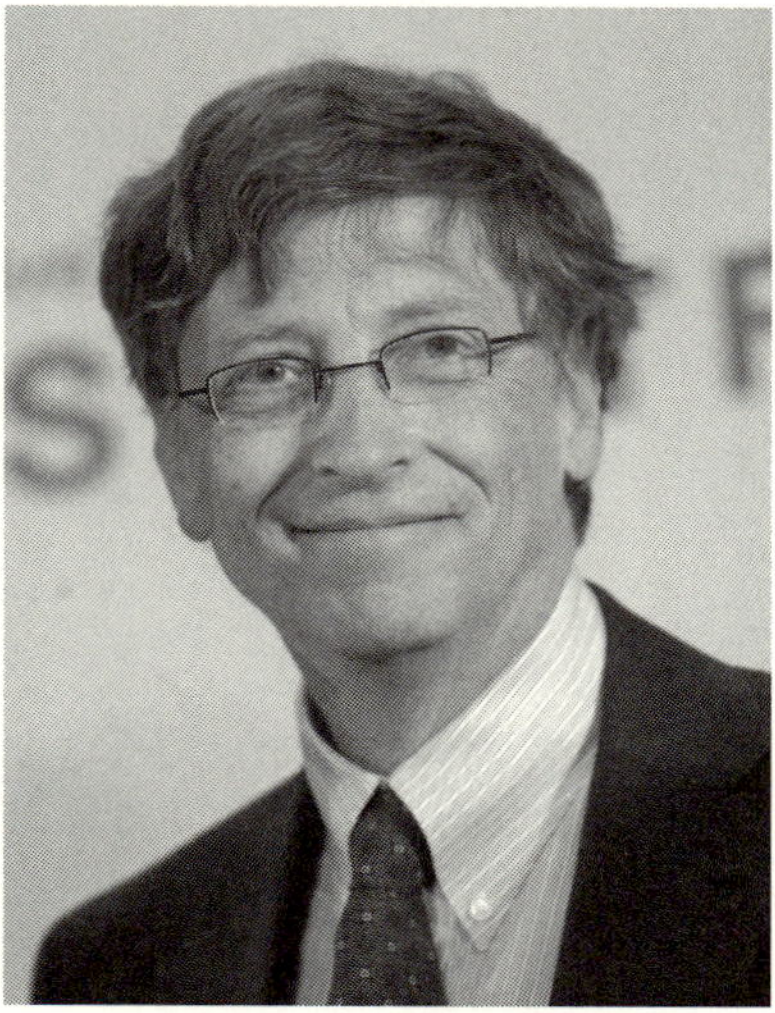
ビル・ゲイツ（© dpa/PANA）

第二節 コミュニケーションの障害

言語能力に優れていてもコミュニケーションに難あり

アスペルガー症候群のコミュニケーション障害の特徴は、自閉症とは異なり、言語的な発達自体には遅れがないことである。言語能力は正常だが、コミュニケーションが苦手なのである。言語能力とコミュニケーション能力のギャップが、このタイプの特徴だと言える。

たとえば、『ボヴァリー夫人』などの傑作で知られるフランスの文豪フローベールは、極度に内気な少年で、学校に上がる年になっても、ほとんど喋らず、「家《うち》の馬鹿息子」と呼ばれていた。だが、八歳頃から創作を始め、十二歳の時には、大人も顔負けの語彙を操り戯曲を書いていた。

注意すべき点は、現時点で言語能力が正常でも、二、三歳の段階で、言語の発達に遅れが見られた場合には、言語の遅れがあるとみなされ、その場合は、アスペルガー症候群ではなく、高機能自閉症が疑われることだ。その基準は、二歳までに単語を喋り始め、三歳までに二語文を話すことである。

相対性理論で名高いアインシュタインは三歳まで、哲学者のウィトゲンシュタインは四歳まで、ほとんど言葉を話さなかったという。それが事実ならば、彼らはよく言われるようにアスペルガー症候群ではなく、今日の診断基準では、高機能自閉症と診断されるだろう。ただし、アスペルガー症候群のケースでも、一、二歳までは、言葉が少し遅れている場合があり、その後、急速に追いついていく。

通常とは違う発達プロセスをたどるケースも少なくない。歩くより早く喋り始めたり、先に紹介したケースのように、幼児語を使わず、いきなり大人のような喋り方をすることもある。

ノーベル文学賞を受賞したアイルランドの詩人で劇作家のイェイツは、言葉の発達の遅れがあり、九歳まで字が読めなかったし、綴りも間違えてばかりだった。これは、彼が詩人として成功してからも直らなかった。幼い頃から蝶や蛾を収集し、学校では、その風変わりさのために、ひどくいじめられた。当然、落第生だった。そのイェイツ少年が、唯一、人に勝っていたのは、チェスの腕前だった。

表2　コミュニケーションの障害による症状

①文字通りに言葉を受け取る
　ユーモアや冗談が通じない
②文脈に無関係な発言をする
③感情や感覚を表現するのが苦手
④喩えを理解したり、見立て遊びをするのが苦手

【自閉症で、より顕著に見られるもの】

⑤言葉の発達の遅れ
⑥抽象的な表現が理解できない
⑦言葉をオウム返しする（反響言語）
⑧自分だけの言葉を作る（言語新作）

コミュニケーションが一方通行である

高機能自閉症では、言語的な発達に遅れが見られ、言葉を操る能力が劣るため、コミュニケーションをとることに消極的な傾向が見られやすいが、アスペルガー症候群では、タイプによっては自ら積極的に話しかけ、よく喋る。ただ、その場合も、言葉をキャッチボールしながら会話するのではなく、自ら関心のあることを、TPOや相手の反応に関係なく質問したり、一人で喋り続けたりするようなコミュニケーションになりがちである。自分の興味のあることについて、一方的に喋り続けるというのは、よく見られる。年齢とともに、その不都合さを学んで、ある程度制御できるようになるが、何かの拍子に、自分の関心に熱中すると、そうした傾向が露《あら》わになる。相手が聞いていないのに気づかずに、しばらく話し続けるという場合さえある。独り言が見られることもある。

一方通行のコミュニケーションになりがちな要因として、受容性言語能力（言葉を聴き取り、理解する能力）が弱い点も関係している。アスペルガー症候群では、表出性言語能力（話したり書いたりする能力）に比べて、ヒアリングの能力が弱い傾向がある。よく喋るが、相手の話があまり頭に入らない。このタイプの人は、自分が能動的に行動することで理解するタイプであり、受動的な体験ではピンと来にくいのである。話し言葉は文章語に比べて不完全で、頭の中で補いながら聞き取らねばならない。状況や社会的文脈を理解する力が必要なのである。

興味のない話題になると、途端に口を閉ざすということも多い。自分が発言することはできるが、相手がそれに対してコメントしたときに、それに対してすぐに反応できないということにもなりがちだ。聴き取りの能力が弱いことも、その一因となる。

感情が言葉にならない

アスペルガー症候群や高機能自閉症では、相手の気持ちがわかりにくいだけではない。実は、自分自身の気持ちや感情、感覚も自覚されにくい。その感情が怒りなのか、悲しさなのか、悔しさなのか、はっきりとした分化を遂げておらず、自分がどんな気持ちなのか、本人にもわからず、ただ不快な感じとしてしか意識されずに、癇癪という形で暴発させてしまう。

自分の感情が自覚されにくい状態を、アレキシサイミア（「失感情症」と訳されるが、感情を失ったというよりも、感情の自覚が弱い状態）というが、アスペルガー症候群の人では、この傾向が見られ、自分の感情や身体感覚に対して、無頓着・無関心で、気持ちや苦しさが自覚されにくい。そのため、つい無理をして、適切な休息をとれず、心身症やうつ状態や他の精神障害になりやすい要因ともなる。

痛みや寒さといった感覚に対して、無頓着に見えることもある。体の筋肉の緊張や呼吸の早さ、心臓がドキドキするといった生理的な反応に対しても、それが不安やストレスに対する反応であるということが自覚されにくい場合もある。

したがって、より複雑な気持ちや感じていることを、言葉にして伝えることには、しばしば困難を伴う。理屈っぽいことや知識については雄弁に語ることはできても、自分の感じていることを、さりげなく表現するのは苦手である。「自分の気持ちがわからない」「うまく言えない」ということはよく起こる。

人間の神経は、ほどよい覚醒レベルが保たれることによって、適度に集中し、リラックスできる。過剰に冴え過ぎると、神経が過敏になってイライラし、暴発しやすくなるし、覚醒レベルが落ちると、ぼんやりしてしまう。アスペルガー症候群では、このコントロールがうまくいきにくい。刺激を受けると、過剰に興奮してしまいやすく、自分が興奮していることを自覚して、それを鎮めることもできない。そのため、興奮が極に達し、ついには叫びだしたり走り出したりしてしまうこともある。こうした感情や身体的感覚に対する無自覚さが、感情のコントロールがうまくいかずに、癇癪を起こしたりする一因ともなる。

難しいことはよく知っているが、日常的な会話は苦手である

難しい単語や百科事典のような知識は豊富で、専門的な話はいくらでもできるが、常識的な作法やふるまい方がわからなかったり、日常的な会話を交わしたりするのは苦手である。難し

い計算はすらすらできるのに、誕生日に、どんなプレゼントをあげたらよいかが、わからない。

また、高機能自閉症の人でとりわけ当てはまることだが、具体的な事物を記憶したり、視覚的に思い描いたりする能力には優れているが、抽象的に一般化して考えたり、統合したりする能力には、しばしば弱点が見られる。ただし、アスペルガー症候群の一部の人では、抽象的な思考が過度に発達している場合もある。多くの人には無味乾燥な数式の羅列にしか見えないものが、このタイプの人には、美しく、完璧に世界を表現したものと感じられる。

一方、統合的な能力の欠陥が、もっとも顕著に露わになるのは、自分の考えや感想を文に書いたり、スピーチしたりするときだ。一つの主張やテーマのもとに、要領よく情報や主張をまとめるということができない。客観的な情報と主観的な感想や主張を、バランスよく織り交ぜるということが難しい。もっとも、作文は、文字にすることによって視覚化でき、扱いやすくなるため、何とか対応できることもある。優れた記憶力によって、豊富な表現や語彙を覚えて、非常に得意な場合もある。しかし、スピーチとなると、統合的な能力の弱さを隠しきれず、まとまりの悪さや、バランスの悪さを露呈してしまう。

アメリカの独立宣言を起草し、大統領にもなったトマス・ジェファソンも、このタイプの人物だった。彼は人前で話をしたり、食卓を共にしたりするのが大の苦手で、数語以上話したことがなかったという。何人かの人物と一緒に会食したりすると、彼はすっかり混乱してしまった。

レポートが書けないケース

ある青年は、成績優秀で理科系の大学に進学した。だが、大学生活は、勝手が違うことだらけだった。高校までの勉強では、覚えることややらねばならない課題が決まっていて、それに従って勉強していたら、それなりの成績をおさめることができた。しかし、大学の講義では、取り留めもなく教授は喋り続け、どれをノートに書けばいいのか、どれを覚えればいいのか、まるで見当が付かず、講義の内容も頭にはいらなかった。一番困ったのは、実験の度に書かされるレポートだった。何をどうまとめたらいいのか、さっぱりわからず、未提出が続き、いつしか大学から足が遠ざかってしまった。知能検査の結果、語彙や知識は優れているが、「なぜ、税金を納めるのですか?」といった質問に対しても、その理由を自分の言葉で要領よく説明できなかった。

統合能力の問題は、枝葉末節の細かい部分や興味に注意が奪われやすく、視野が狭くなりがちなことと関係している。セントラル・コヒーレンス(中枢性統合)仮説では、全体的な視野で統合する能力の問題が、自閉症スペクトラムの根本的な障害だと考える。部分に囚われて、全体が見えないということが、とかく起こりやすい問題であることは間違いない。

たとえば、図1の文字は、何に見えるだろうか。これは、Navonテストと呼ばれるものに含まれる課題の一つである。Aだと答える人と、Hだと答える人がいる。Hだと答える人では、全体よりも部分に注意が奪われやすい。実際、自閉症スペクトラムの人では、後者の答えを出す人が多い。

図1　何の文字に見えるだろうか？
(Navonテスト)

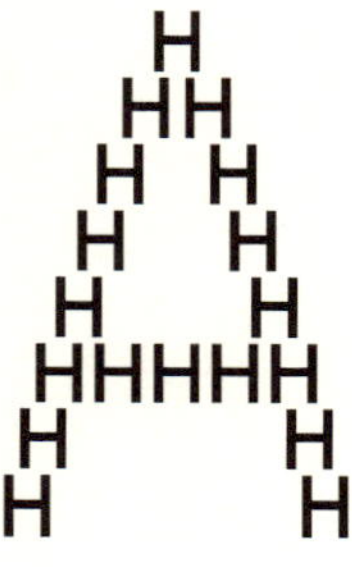

ごっこ遊びが苦手で、言葉を文字通りに受け取る

アスペルガー症候群の人が、コミュニケーションの問題で躓きやすいもう一つの点は、ユーモアや冗談が通じにくいことである。自分に対する何気ない冗談を、攻撃や揶揄《やゆ》と受け取ってしまうこともある。喩えがわかりにくい場合もある。このタイプの人は、事実や物自体に囚われすぎるため、視点を変えて別の角度から発想するということが苦手である。また、心の理論のところでも述べたが、ふりをしたり、演技で相手を欺いたりすることも苦手である。本音をそのまま口にし、たまにウソを吐《つ》いても、すぐばれてしまう。言葉を字義通りに受け取ってしまい、それがトンチンカンな事態を生むことも珍しくない。「ちょっと見といて」と言われて、テンプラ鍋から炎が上がっているのに、黙って見ていたと

いう例がある。怒られて黙っていると、「ウンとかスンとか言え」と言われたので、「スン」と答えたら、不真面目なやつだと余計怒られたという話があるが、本人は真面目なのである。

物自体や言葉自体に囚われやすい傾向は、幼い頃には、ごっこ遊びや想像遊びの乏しさとして見られる。このタイプの子にとって、刻んだ草や盛りつけた土は料理とはみなされず、あくまで草や土なのである。ごっこ遊びの能力は、現実に囚われずに表象するという点で、ユーモアや喩えの能力に通じると考えられる。

このタイプの人は、事実自体、物自体に関心を抱《いだ》き、想像的な産物は、事実でないとしか感じられない。そのため、物を集めたり、観察したり、名前を覚えたりすることに夢中になりやすい。ただ、この点では個人差が大きく、同じアスペルガー症候群の中にも、事実にしか興味がないタイプと、空想的な遊びに熱中するタイプがある。幼い頃は、想像遊びが未発達だったのが、遅れてその楽しみを覚えると、多くの人が卒業する遅い年齢まで、想像遊びに没頭することもある。人形遊びや砂遊びを十代になっても続けていたりする。

進化論で有名なチャールズ・ダーウィンも、このタイプの人物であったが、幼い頃から、物自体への興味を強く示し、貝殻や石ころ、コイン、封筒のシールなどを集めることに熱中した。植物の名前の表を作るなど、このタイプにしばしば見られるリストマニアでもあり、分類することに関心をもっていた。学校の勉強はからっきしで、知能は平均以下だと見なされ、校長からは「のらくら」呼ばわりされた。彼はまた過敏ともいえるほど繊細な神経のもち主で、医学部に進んだものの、当時の手術の凄惨さに耐えきれず、見学中に逃げ出してしまい、結局、医師になることは断念した。一転、彼は神学部に移り、牧師の道を目指すことになるが、彼が熱中したのは、動植物の野外採取や地質の調査旅行だった。彼の興味は、天職ともいえる博物学へと向かっていく。そして、大学を卒業した年にチャンスが訪れる。英国海軍の測量船ビーグル号に、無給ながら博物学者として乗船することとなったのである。この乗船中の発見が進化論を生み出す原点となる。

ちなみに、ダーウィンは、まったく腹の中のない人物で、妻となった女性は彼についてこう書いている。「今まで会った誰よりも素直で、隠しごとのできない人です。口から出るすべての言葉が、いつも本心なのです」

第三節　反復的行動と狭い興味
——一つのことに囚われ続ける

同じ行動パターンに固執する

もう一つの大きな特性は、一つのことに対する固執性である。それは、同じ状態や同じ行動パターンへの固執という形を取ることもあれば、特別な領域への果てしない興味となって現れることもある。ときには、過去の傷つけられた体験に対する持続する恨みとなることもある。注意の切り替わりやすさを転導性《てんどうせい》というが、このタイプの人では、注意の転導性が低く、一つのことに囚われると、いつまでも囚われ続け、切り替わりにくいという特性をもつ。こうした固執性は、生まれもった気質的要素が強いとされる。

固執性は、同じ行動の反復傾向や馴染んだやり方に対する頑固なまでのこだわりとして現れやすい。このタイプの人は、いつも同じように行動することを好み、そうすることに安心感を抱く。逆にそれを急に変更させられたりすると、非常に強いストレスを覚える。

同一の行動パターンを繰り返そうとする傾向は、まず、単純で無意味な行動や所作を繰り返す常同行動として見られる。手をひらひらさせたり、体を前後に揺すったり、ぐるぐる回ったり、リズミカルに物を打ち鳴らしたり、物をあるルールに従って並べ

表3　反復的行動と狭い興味による症状

①同じであることを求める
②同じ行動を反復する
③変化に対してパニックになりやすい
④並外れた記憶力をもつ
⑤並べたり、分類、整理したりするのを好む
⑥取り憑かれたような狭い領域に興味を示す
⑦物自体への特有の興味を示す

【自閉症で、より顕著に見られるもの】

⑧単純な動作を、飽くことなく繰り返す（手を叩く、体を回転させる、飛び跳ねるなど）

たり、手遊びをしたりということを、何時間も繰り返すことも珍しくない。
同じ行動を反復する常同行動は、周囲から見ると気になるかもしれないが、本人にとって違和感はなく、むしろ気持ちの安定に寄与している。行為自体に、緊張やストレスを発散する効果さえある。強迫行為（自分で無意味と思いながらも実行せずにはいられない行為）と似ているが、単純な行動の反復である点と、本人が苦痛を感じていないという点で異なる。強迫行為の場合は、本人自身、それが無意味であるとわかっており、人の目に触れることを隠そうとすることが多いが、アスペルガー症候群で見られる常同行動は、異常であるとか奇妙であるという意識はなく、人前でも隠そうとしないのが普通である。

先述のマイクロソフトの創立者ビル・ゲイツは、小さい頃から体を前後に揺さぶるのが好きだった。バネの付いた木馬にまたがって、何時間も体を揺さぶり続けていたという。「そうやって体を揺すると気分がよくて、心が休まるのだと思います」と、母親は愛情深く当時を回想している。成人し、マイクロソフトの社長になってからも、この癖は相変わらずで、社員は親しみを込めてそれを真似、彼の「トレードマーク」でさえあった。

通常、こうした常同行動は成長と共に目立たなくなるが、人目のないときとか、意識的なコントロールがゆるんだときに現れやすい。年齢が上がるにつれて、反復への欲求はより複雑で体系化した行動パターンの姿をとるようになる。いつも同じ席で同じ物を食べたり、同じ道を通って帰らないと気が済まなかったり、非効率だが自分の決まったやり方でしか仕事をしなかったりといった、さまざまな形で現れる。それが妨げられると、非常に不快に感じる。根底にある反復への欲求は、常同行動と同じである。このタイプの人にとって、人生の根源的な欲求が「反復」だといえるかもしれない。

『死に至る病』など実存主義哲学の先駆者として知られるデンマークの哲学者セーレン・キルケゴールは、あまりにも繊細な神経と孤独癖、社会的不器用さを備えたこのタイプの人物であった。彼は、誰かが見ていると食事を摂ることができなかった。彼は、すぐれた知的能力をもちながら、一度も生業《なりわい》に就くことも、結婚することもなかった。彼は、いつも同じフロックコートを着て、決まりきった生活をし、父親の遺産を計画的に消費し、ほぼぴったり使い果たして亡くなった。生涯に一度だけ一人の女性を本気で愛し、婚約までしたが、結局、婚約はキルケゴール自身によって破棄された。しかし、その女性レギーネをキルケゴールが生涯愛し続けたことは疑いない。キルケゴールには『反復』というタイトルの作品がある。この作品は、レギーネと、もう一度やり直せるかもしれないという「反復」の期待の中で書かれ、人生の反復の可能性とその不可能性をめぐる考察である。だが、作品を書き上げ、キルケゴールがベルリンへの旅からもどってくると、皮肉にも、レギーネは彼女の家庭教師だった男と婚約していた。反復は不可能となったのであるが、それは、キルケゴールの人生に、永遠の反復を保証したともいえるだろう。

しばしば困るのは、自分だけでなく周囲にも同じルールに従うことを求め、コントロールしようとすることである。自分の思い通りにしようと、周囲を仕切ったり、規則を次々と作ったり、それを守らない者に激しい怒りをぶつけたりすることもある。そのため、周囲は押しつけられたと窮屈に感じる。

子どもの頃には、遊びのルールにこだわるなど、周囲と合わせられない傾向として現れ、協調性の乏しさとして指摘されることもある。一度言い出したら、主張をあくまで押し通そうとする頑固な傾向は、小さい頃から見られることが多い。長じるにつれ、そうした傾向は、ある程度カモフラージュされ、自覚と努力により和らぐが、より強いストレスがかかったり、逆に自分の思い通りにできる立場に立ったりしたときに現れる。

この固執性は、単調なルーチンワークに耐えたり、目指すものに妥協せずに成し遂げたりする上で、大いに役立つ一方で、柔軟な対応ができず、的外れなことを周囲に押しつけて煙《けむ》たがられるといったマイナス面にもなる。ことに、本人が優位な立場にあり、周囲に支配力をもつ場合、非常に有害な作用を及ぼすこともある。

狭い領域に深い興味をもつ

アスペルガー症候群に特有の傾向として重要なのは、限られた領域に、非常に深い興味・関心をもち、それに熱中するということである。固執性に加えて、相互応答性の乏しさも、周囲に煩わされることなく、自分の関心に没頭することを手助けする。これは、短所というよりも、長所の側面でもある。

このタイプの人は、何かに没頭したとき、ずば抜けた集中力を発揮することが多い。まったくそばに人がいないかのように没頭することも珍しくない。すべてを犠牲にするほど打ち込み、ある分野に限れば、専門家も顔負けの知識を蓄えることもある。しかし、その独自性のために、周囲には異様と受け取られることもある。実用とは無縁の知識に熱中することもあれば、自分の頭の中の空想や自分が作り出した架空の世界に夢中になることもある。だが、それは、そのときは役に立たなくても、将来自然科学や技術、学問、芸術の世界で、大きく花開く下地になることもある。ときには、常識的にはいささか危険に思えることに熱中する。アスペルガーは、それらのケースをいくつか紹介している。

ある化学少年は、小遣いのすべてを「家族を震え上がらす」実験に費やし、それでも足りずに、資金を得るために盗みまで働いた。別の少年は毒薬に取り憑かれ、その領域の極めて特殊な知識をもち、自ら毒薬の大コレクションを所有していたが、青酸化合物を学校の薬品庫から盗み出そうとして、アスペルガーの施設に連れてこられた。また別の少年は、高度な数学の問題を独自の方法で解くことができたが、簡単な計算は一向に身につかなかった。ある小学一年生の少年は、二時間は何秒かを自分で考えて答えることができたが、5たす6はいくつかと訊《たず》ねられると、「くだらない問題はごめんだよ。それより、千かける千がずっとやりたい」と答えたという。それでも、計算するよう言われると、「見なよ、こうやってするのさ。6たす6は12だろ。5たす6は、それより一つ小さい。だから11」と独自の方法で解いて見せた。複雑なメカに滅法強い子や宇宙船といった実現不可能な空想的発明に熱中している子もいた。『自閉症とアスペルガー症候群』冨田真紀訳より引用)

人より物への関心が強い

このタイプの人は、人よりも物に対して強い関心を示す。人に対する関心も、どこか物に対するような眼差しを向けるところがある。対人関係を理解するのに、自然な共感や感情によってではなく、利害や権力ゲームとしてチェスの駒の動きのように理解しようとしたりする。物に対する関心のもち方も、しばしば独特で、全体ではなく特定の部位や細部にこだわりを見せたりする。人を見て、中の構造が知りたいと思うことは、一般人の感覚からすれば異様かもしれないが、解剖学者にとっては自然な衝動である。防腐剤も満足になかった時代に、死体を解剖してスケッチしたレオナルド・ダ・ヴィンチは、間違いなくこのタイプの人であったが、そうした人物がいなければ、われわれ人類は、まだ石器時代を送っているかもしれない。自分のお気に入りの物に、「呪物《フェティッシュ》」のように執着し、いつもそばに置いておかないと落ち着かないという場合もある。同じ種類のものをコレクションすることも多い。

『スター・ウォーズ』など、SFXを駆使した映画で名高いハリウッドの巨匠ジョージ・ルーカスも、このタイプの人物である。人付き合いの苦手な彼は、映画の撮影中も、トレーラーの中にこもりっぱなしだった。演技指導どころか、「一度も新聞から顔を上げないんだ」と、ハリソン・フォードが嘆くほどだった。

そのルーカスが子どもの頃、最初に熱中したのは工作だった。二歳半の時、家を修理する職人たちの仕事ぶりをじっと見つめていたジョージ少年は、ハンマーとノミを摑《つか》むと、いきなり、「傷ひとつない壁に挑みかかった」という。以来、彼は工作や大工仕事に没頭する。車やローラーコースターを作ったかと思うと、材木とセメントを使って、ミニチュアの要塞と背景を作り上げ、玩具の兵隊と乗り物で、飽きもせずに戦闘ごっこを繰り返していたという。スター・ウォーズの世界そのものではないか。母親はジョージを甘やかし、欲しいものは何でも買い与えた。ガレージに小道具と照明を駆使した幽霊屋敷を造り、そこを訪れる子どもたちから入場料を巻き上げた。

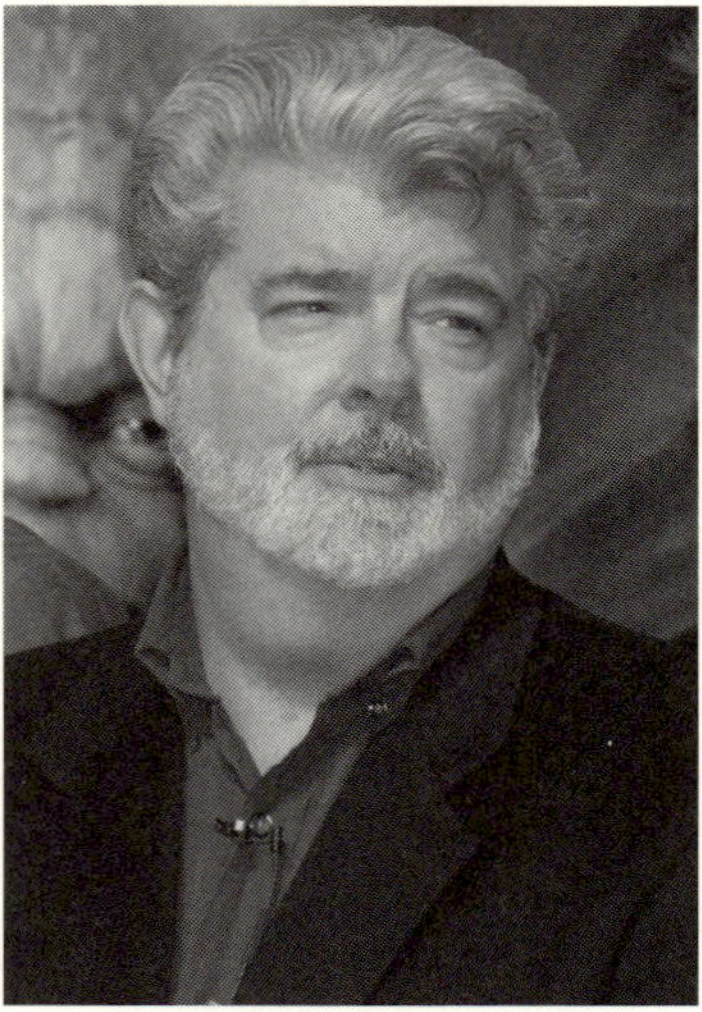
ジョージ・ルーカス（©時事）

ジョージが、もう一つ熱中したのは、マンガとアニメだった。彼は五百冊ものマンガをもっていて、そのコレクションは町中の子どもの羨望の的だった。十五歳のときには、熱中の対象は、車の改造になり、自身、改造車で大事故を起こし、九死に一生を得ている。子ども時代のジョージ少年のもっとも印象的な特徴は、「並外れて粘り強く、執拗だったこと」である。

彼はまた、人間よりも物体に強く惹きつけられた。ジョージ少年が最初に作った映画は、

「人間ではなく皿が主人公だった」という。彼が学生時代に作った初期の映画のモチーフは、車だった。車を遠くから撮影したり、フォーカス・インしたりするのだ。まるで魅力的な女性を撮るように接写した。彼は言う。「俳優を監督するという考えには、嫌悪感を覚えるだけだった」と。

秩序やルールが大好き

このタイプの人の秩序やルールを好む傾向は、物事を整理したり、分類したり、規則を作ったりすることへの熱中としても現れる。細かな計画を立てたり、図面を描いたり、リストを作ったりすることに喜びを見出す。雑然とした物事に、一定の秩序を与えることに幸福と安心を覚えるのである。しばしば起こることだが、現実の物事よりも、こうした作業自体に熱中し、現実から遊離してしまうこともある。

一定のルールと秩序をもった体系がシステムであり、雑然とした現象にルールと秩序を与えて、コントロールや予想をしやすくすることを、システム化という。

このシステム化の能力は、法律、会計学、科学、建築学、エンジニアリング、コンピュータサイエンス、音楽などの幅広い分野において必須のものであり、このタイプの人が、これらの分野で活躍する原動力となっている。法則を見出したり、システムを構築したり、新しい知の体系を生み出したりするのは、まさにシステム化する能力の産物である。

コンピュータやゲーム、インターネットといった世界に、このタイプの人が惹きつけられやすいのも、現実の世界よりも見通しが立ち、思い通りにコントロールできる醍醐味を味わえるからだろう。これらの分野で、技術者やクリエーターとして活躍する人も多い。

ちなみに、システム化する能力において優れ、共感する能力において劣っているという両者の乖離《かいり》こそ、アスペルガー症候群などの自閉症スペクトラムの根本症状であるとする仮説も提出されている。共感—システム化理論（empathizing-systemizing theory）と呼ばれるこの理論は、心の理論仮説が、社会性やコミュニケーションの問題しか説明できなかったのに対して、反復的行動というもう一つの大きな特徴を説明できる点で優れているといえる。

本居宣長は、『古事記伝』で知られる碩学《せきがく》であるが、筆者は三重県松阪市にある本居宣長の記念館を訪れ、その展示品を見て、驚かされたものである。陳列棚には、宣長自身が墨筆で書いた数多くの地図が残されていたのだ。宣長は偏執的なまでの地図マニアであり、彼がアスペルガー症候群であったことを強く感じさせた。この知識をシステム化せずにはいられない整理癖こそが、「古学のエンサイクロペディア」といわれる『古事記伝』四十四巻を完成させたのだと思わせた。宣長は、開業医の傍ら古典の研究を続けたのだが、患者に対しては愛想笑い一つ見せたことのない無愛想な医者だった。

細部に過剰にこだわり、優れた記憶力をもつ

アスペルガー症候群では、通常、あまり関心を示さないような特定のものに、深く偏執的な興味を示すことが多い。この特性は長所でもある。普通の人には、同じようにしか見えない物も、細かな違いを見落とさず、そこを手がかりにすることによって、膨大な種類を区別し、分類することも可能になる。こうした特性が、新たな発見をもたらす土台となることはいうまでもない。多くの人には、同じものにしか見えないものが、このタイプの人の目には、その違いがはっきりと感じられるのだ。

このタイプの人は、自分の関心のあるものには、異常なほどの記憶力を示すことが稀でない。写真眼《フォトグラフィック・メモリー》と呼ばれるように、一目見ただけで記憶してしまう人もいる。

細部へのこだわりという特性は、システム化する能力と一見相反するように思えるが、実は不可分なものなのである。神は細部に宿るというが、偉大な真実は、小さな違いにこそ、姿を現しているものだ。小さな違いを見逃さないことが、優れたシステム化にもつながるのである。昆虫や鉄道の些細な違いがわかるからこそ、ネーミングや分類が可能になり、高度な秩序をもった世界として理解することができる。どれも、「虫」や「機関車」にしか見えない人にとっ

て、システム化することは不可能なのである。

第四節　その他の特性や伴いやすい問題とは

感覚が繊細である

このタイプの人が生まれもった特性の一つとして、また、暮らしづらさを理解する上で重要なのは、感覚が非常に敏感なことである。音、光、匂い、味、触覚といった五感のすべてで過敏な傾向が見られるが、人によって特に敏感な感覚がある。音に敏感な傾向は、もっとも一般的に見られるもので、このタイプの人たちを暮らしづらくさせている。多くの人にとっては心地よいＢＧＭや気にならないテレビの音も、このタイプの人には拷問のように感じられることがある。視覚の過敏さがある人では、白地の紙に黒い活字だと、コントラストが強すぎて、集中して読めないこともある。すべてが目に飛び込みすぎて、物探しが極端に苦手な場合もある。

頑固な偏食も多く、触覚、匂いに過敏で、爪切りや洗面も大騒動になりがちだ。特異で奇妙な感覚を訴える場合もある。こうした感覚の過敏さ、特異さのために、しばしば不眠や食習慣の問題など生活上の支障が出やすい。同じことをしていても、このタイプの人は何倍も疲れてしまい、極度に能率を低下させてしまう。作家のプルーストがコルク張りの部屋にこもって、

『失われた時を求めて』の原稿を書いたのは有名だが、彼もまたこのタイプの人であった。

感覚の過敏性は、二つ以上の情報を同時に処理したり、どちらか一方に選択的に注意を向けたりするのを困難にする原因にもなる。周囲が騒々しいと言葉が聞き取れなかったり、視覚と聴覚の情報に同時に注意が向けられなかったりする。たとえば、聞きながら書いたり、食べながら話したりということが苦手で、いつのまにかどちらか一方になる。食事しながら話をするということが難しい。相手の目を見ながら話すのが困難な理由の一つは、二つの感覚情報を並行して処理するのが困難なためでもある。このタイプの人は、感覚が混じることを厭がる傾向がある。複数の感覚が混じると、それを処理しきれずに、ただ得体の知れない不快な物として認識されてしまう。食べ物も、味覚や触感が複雑すぎるものや、ごった煮状態のものは苦手であることが多い。

あるアスペルガー症候群の青年は、読むことと聞くことが同時にできないと、

表4　伴いやすいその他の問題とは

①音、味、匂い、肌触り、温度などに過敏である
②動作がぎこちなく、運動が苦手
③非言語性学習障害
④実行機能の問題
⑤夢想や空想に耽る
⑥注意欠陥／多動性障害
⑦ゲーム、ネット依存
【自閉症で、より見られやすいもの】
⑧視空間認知が優れている
⑨てんかん発作
⑩自傷行為
⑪学習障害

しばしば訴えた。実際、目に入るところに文字を書いた紙があったりすると、彼は、そちらに注意を奪われてしまい、私の質問に答えることができなくなってしまう。文字を書いた紙をしまい、何もない壁を見ながらだと、集中して会話を交わすことができた。

食事の際に、ご飯だけを先に食べ、それからおかずを一種類ずつ食べるといったケースにも、よく出会う。本人に聞くと、「味が混じるのがイヤだ」という。おかずとご飯を交互に食べるということが、感覚の混乱として不快に感じられてしまうのである。

動きがぎこちなく、運動が苦手な人が多い

アスペルガー症候群の人は、歩きだすのが比較的ゆっくりの人が多く、知的な発達に比べて、運動系の発達が遅い傾向がみられる。動きがどことなくぎこちなく、機械のような印象を与えたり、コミカルに見えたりする。手書きの文字も、本人の他の能力に比べて、ひどく下手なことが多いが、中には、定規を使ったような几帳面な文字を書く人もいる。不器用で、食事や着衣、身のこなしがスムーズにできず、体育や図工、技術家庭が苦手なことも多い。ただし、図工や技術的な作業については、人によっては、得意な場合もある。興味の強さと繰り返し練習することで、元来の不器用さを克服してしまうと考えられる。体育では、走るのは速いが、球技が苦手というケースによく出会う。個人種目は得意な場合も、団体競技が苦手なことが多い。

発音や喋り方が不自然な場合もある。

　第二次大戦中、英国の首相となって活躍したウィンストン・チャーチルもまた、この傾向をもった人物だった。幼い頃からイタズラがひどく、落ちこぼれの問題児だった。パブリックスクールでは、ケンカやトラブルが絶えなかった。射撃や水泳といった個人競技は得意だったが、クリケットのような団体競技は苦手だった。青年期以降は、他の若者たちとは一線を画して、一人で読書をし、文章を書くことを好むようになる。彼には、Sの音がうまく発音できないという悩みがあった。この問題は、彼が首相となっても続いていた。

　書字や運動が苦手なことと関係するが、アスペルガー症候群では、言語的な学習には支障が少ない一方で、動作や立ち居ふるまい、社会的シチュエーションにふさわしい行動や非言語的なコミュニケーションといったことを身につける面で、なかなか上達が見られない。通常なら、普段の生活の中で自然に習得できることがうまくできない。これを、学習障害の別のタイプとして捉え、非言語性学習障害（ＮＬＤ）と呼ぶ。アスペルガー症候群の人では、程度の差はあれ、非言語性学習障害がみられる。

　非言語性学習障害では、視・空間的認知が弱く、図形やパズルを扱ったり、絵を描いたりするのが苦手だったり、考えないと時計を読めなかったり、左右をよく間違えたりする。自転車に乗ったり、ダンスを踊ったり、一緒にレクリエーションをしたり、球技をしたりするのが不得手であることが多い。また、社会的文脈や相手の気持ちを読み取るのが、うまくできず、対人関係がぎこちなく、消極的になりやすい。

ただ、その現れ方はさまざまで、いろいろな症状の組み合わせが見られるし、子どもによっては、一つの弱点を補うために、別の代替的な能力を異常に発達させている場合もあるので、一概にはいえない。

前出のビル・ゲイツも、ジョージ・ルーカスも、書字は下手くそで、運動も苦手だった。ゲイツは、奇妙な甲高い声を出して喋ったし、ルーカスは、「緊張すると声の震えが激しくなり、神経質なさえずりのように聞こえた」という。二人ともファッションには興味がなく、立ち居ふるまいもぎこちなかった。だが、ゲイツは、水泳やヨット、山歩きなどのアウトドアスポーツを楽しんだし、ルーカスは工作や美術が得意だった。

端整な容貌と大きな頭をもつ

アスペルガーも指摘しているように、アスペルガー症候群や自閉症スペクトラムの子どもは、顔立ちが端整なことが多い。彫りの深い端整な顔立ちが典型的で、特に幼い頃は、非常に可愛いことが多いと言われる。大きくなっても童顔で、年よりずっと若く見える人も多い。しかし、年齢と共にバランスが崩れていき、子ども時代の天使のような容貌は失われ、不自然さ、釣り合いの悪さが目立つようになることもある。

また、すべてのケースではないが、頭囲が大きい傾向が見られる。アインシュタインもエジソンもそうだったように、生まれたときは、平均より頭囲が大きい傾向がある。二人とも、何か異常があるのではないかと、家族や医者が心配したほどだった。

このタイプの人は、青年期には、どことなくバランスが悪く、童顔で、表情も乏しいため、青臭く、堅苦しい印象や尖った印象を与えることが多いが、年齢を重ねると、不思議な味が出て、魅力的なオーラを放つようになることも珍しくない。世俗を超越した賢者のような風貌を備えることも多い。大器晩成型だといえる。

整理整頓が苦手で、段取りが悪い

このタイプでは、計画的に効率よく課題をこなしたり、注意深く物事を行ったり、整理したりする能力が弱いことが多い。課題を段取りよく遂行する能力を実行機能（遂行機能）と呼ぶが、アスペルガー症候群では、実行機能の低下をしばしば伴っている。そのため、机や部屋は、恐ろしく散らかって盛り上がっており、第三者の目には、ゴミの山のようにしか見えない。宿題や提出物は期日までに提出できないどころか、宿題のプリントがどこに紛れ込んだのか、見つけ出すのにも一苦労である。

大人になっても、マシになるどころか、ひどくなることもある。あらゆるものが折り重なるように散乱しているという光景は、このタイプの人の部屋では、よくお目にかかる状態だ。何か始めようとすると、まず探し物からしないといけない。だが、中には記憶力のいい人がいて、ゴミの山のどこに何があるか、ちゃんと把握していたりする。そのため、誰かが、そのゴミを片づけたりすると、大変なことになる。

近頃ノーベル賞を受賞した物理学者の益川敏英氏も、散らかっているゴミを奥さんが捨ててしまったところ、実は、それが長年にわたって研究していた内容を書き留めていたメモで、貴重な研究成果が失われてしまったという。野口英世の研究室も、恐ろしく汚いことで有名だったし、マイクロソフトの創始者ビル・ゲイツも、学生だった頃は、部屋にプリントアウトした用紙が溢れ、必要な物を探し出すのに、家族が宝探しをしなければならなかった。見つけ出したときの賞金の金額を決めていたほどである。ただし、ゲイツは一度もそれを払ったことはないらしいが。

実行機能の低下には、いろいろな場合があるが、このタイプで共通してみられるのは、注意の切り替えや、いくつかの問題を並行して処理するのが苦手だということである。

癇癪やパニックを起こしやすい

行動のコントロールだけでなく、感情のコントロールも弱い面があり、思い通りにならなかったり、いつものやり方や自分のペースでやらせてもらえなかったり、非を強く責められたりすると、強いストレスを感じて、パニックや混乱を起こしやすい。追い詰められすぎると、短絡的な行動の暴発を引き起こす。こうした傾向は、幼いうち、特に目立つが、年齢が上がってからも続きやすく、ときには、大人になってからも、その名残がみられる。そうした場合、甘えを許してくれる対象、親や配偶者、ときには、子どもや部下に対して、感情を爆発させることが多い。

夢想や空想にふける

自閉症では、想像遊びやごっこ遊びが苦手だが、アスペルガー症候群の子では、逆に想像遊びを好む子どもも多い。イマジネーションが非常に豊かで、一つの世界を作り出すような遊びに熱中し、キャラクターを自由自在に操って、自分でシナリオを作り、白昼夢のように物語を思い浮かべることができる子もいる。映像的な想像力に優れている場合もあれば、言葉や音で、世界を作り出す場合もある。その想像力は、常人の域を超えていることも少なくない。

『マッチ売りの少女』などの童話や『即興詩人』などの名作で知られるハンス・クリスチャン・アンデルセンも、このタイプの人であったようだ。彼は自伝で、こう回想する。「私はほかの少年たちといっしょに遊ぶということは、まず、なかったといってよい。学校にいてさえ、彼らの遊びには加わらないで、いつも教室に残っていた」。アンデルセン少年の一番の楽しみは、人形の衣装を縫うことか、庭にたった一本あるすぐりの木の前に座って、来る日も来る日もその葉をじっと見つめることだった。「私は風変わりな空想的な子供だった」。この一風変わった子どもは、からかいやいじめを受けた。アンデルセン少年は、靴職人だった亡き父親が作ってくれた人形芝居に夢中で、それで遊んでいると、際限のない空想が広がるのだった。人形のために衣装を作り、自ら脚本を書いた。そうして、彼は物語を作ることを自然に学んだのである。貧しく、劇場に入ることもできなかったアンデルセンは、芝居のビラをもらって、それを眺めながら劇の一部始終を自分で思い描いたという。

小さい頃、「注意欠陥／多動性障害」と診断されることもある

アスペルガー症候群では、興味のあることには、ものすごい集中力を発揮する一方で、それ以外のことには注意散漫で、知的能力は高いのに成績がふるわないことが多い。特に小さい頃、

人の話に集中せず、気が散りやすいが、これは注意力自体に欠陥があるというよりも、自分の関心に注意を奪われるためでもある。その一方で、このタイプの子では、外からの刺激に対しても影響されやすい。そのため、じっと座っていることができなかったり、話に割り込んだり、唐突な行動に出たりして、落ち着きがないとみなされがちだ。

アスペルガー症候群では、言葉の遅れもないため、早い段階で診断することは難しい。そのため、まず目に付く症状として、一見して注意が散りやすいことや落ち着きがないことが問題視され、「注意欠陥／多動性障害（ADHD）」と診断されるということが起きやすい。しかし、もう少し大きくなるにつれて、多動傾向は収まり、むしろ対人関係の消極性や不器用さ、一つの興味への没頭といった特徴がはっきりしてきて、アスペルガー症候群と改めて診断されることになる。

アスペルガー症候群の人は、システム化された世界を愛し、同じ行動パターンの反復を好み、対人的活動より一人でできる活動を気楽に感じることもあって、ゲームやネットの依存症になりやすい。長時間やり続ける状態が、何カ月も何年も続くと、社会性や共感性、コミュニケーションの能力が一層低下してしまうこともあるので、注意を要する。依存が強まると、うつ状態や実行機能の低下を伴うようになり、社会生活や学業、職業生活にも支障を生じやすくなる。時間の管理を学ばせ、社会的体験の機会が削られないように気をつけたい。

不安やうつなどの精神的な問題を抱えやすい

アスペルガー症候群などの自閉症スペクトラムでは、他の精神障害が合併しやすいことが知られている。その頻度は、成人例では三分の一に上るとのデータもある。児童期によく見られるものとしては、注意欠陥／多動性障害、分離不安障害（母親から離れることに極度の不安を抱く）、チックやトゥレット障害（多彩な運動性チックと音声チックを示す）、青年期以降に多いものとしては、まず、パニック障害（強い不安のために気分が悪くなり、動悸《どうき》や過呼吸などを引き起こし、外出や電車に乗るのが困難になる）や強迫性障害（しなくていいとわかっている行動や考えを行ってしまう）などの不安障害が挙げられる。

また、気分の波を伴いやすく、思春期以降、次第に目立つようになることもある。うつ病や躁うつ病などの気分障害が多い。秩序に対するこだわりや、融通の利かない傾向、執着性、義務感の強さといった特徴は、うつ病や躁うつ病の病前性格として知られているものでもある。

表5　合併しやすい精神障害とは

①不安障害（分離不安障害、 社会不安障害、パニック障害など）
②強迫性障害
③チック症とトゥレット障害
④注意欠陥／多動性障害
⑤ストレス関連障害（適応障害、身体表現性障害、心身症）
⑥気分障害（抑うつ性障害、双極性障害）
⑦パーソナリティ障害
⑧統合失調症（様障害）

青年期以降、シゾイド・パーソナリティ障害や強迫性パーソナリティ障害、自己愛性パーソナリティ障害などのパーソナリティ障害に発展することがある。

統合失調症様の状態を一過性に呈したり、ときには、慢性的な統合失調症の状態に発展することもある。アスペルガー症候群は、これらの精神障害を合併しやすいリスクを高めると考えられる。脳波異常やてんかんが認められることもある。

また、孤立的な行動や奇妙に見えるふるまいのために、からかいやいじめの対象になりやすく、大人になってからも、そうした傾向が続くこともある。集団での孤立やいじめに遭いやすいことも、うつなどの精神的な問題の原因となる。

自閉症とはどう違うのか

自閉症とのもっとも大きな違いは、言語と知能の発達に遅れがないことである。先にも述べたように、自閉症では、言葉の発達の遅れが必発なのに対して、アスペルガー症候群では言葉の発達の遅れが見られない。また、アスペルガー症候群では知能は正常範囲（ＩＱ70以上）で、むしろ平均以上のことも多いが、自閉症では、低下が見られる場合が多い。ただし、高機能自閉症では、言葉の遅れは見られるものの、知能は正常範囲（ＩＱ70以上）である。

アスペルガーは、このタイプの特性が、トータルな知能の優劣ではなく、質的な偏りにあるとした。自分から作り出す「オリジナルな思考を生み出す能力」は優れているが、知識や技能を模倣し吸収する「機械的学習」は苦手である。言語的な能力は高く、語彙は豊富で、年齢不相応な喋り方をしたり、学者のような難しい用語を使ったりする。表現には独自性があり、一風変わった言葉の使い方をする。独特の新しい視点から物事を見る能力や、物事の本質を見抜く観察力、経験した事実を系統的に整理し、自分なりの理論を作り上げる能力を備えている。論理的、抽象的能力においてもしばしば傑出した能力を示すのも、自閉症には見られない点だ。

アスペルガー症候群では、言語性知能が動作性知能より高いのが普通であるのに対して、自閉症の人では、通常、動作性の方が高い。動作性知能は、言語を介さない、パズルを完成させるような視覚的・空間的スキルの能力である。一般には、高機能自閉症の人で、視・空間的能力が高い人が多いとされる。一目見た風景を正確に思い出して描いたり、鏡に映した逆さ文字

図2　アスペルガー症候群と高機能自閉症のIQパターン

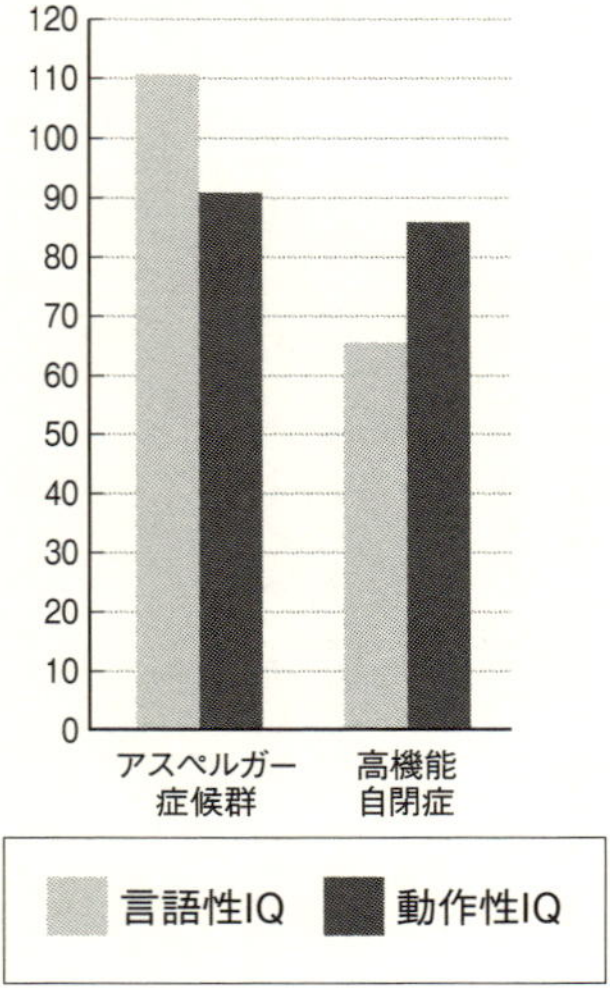

を書いたり、読んだりできるのも、そのためである。一方、アスペルガー症候群では、視・空間的能力が言語能力に比べて弱い傾向にある。知能は非常に優れているのに、とっさに左右がわからなかったりする。また、文字を書くのも苦手な人が少なくない。

ただ、自閉症は視覚優位であり、アスペルガー症候群は言語優位であるという定式化は、必ずしも成り立たない。最近の印象としては、視覚処理に異常に高い能力をもつアスペルガー症候群の人によく出会う。日頃から、マンガやアニメ、ゲームなどに触れる機会が多い人では、視覚的処理能力が、言語的能力よりも優れているというケースも多い。

コンピューターのコンセプトの原型となったチューリング・マシーンで知られる数学者のアラン・チューリングは、幼い頃から数字に興味をもち、才能の片鱗を見せたが、左右の違いがなかなかわからなかったという。また、書字も下手くそで、教師は「これまで見た生徒の中で一番読みにくい」と嘆いたという。英語やラテン語の成績はクラスで最下位で、大学に進むための奨学金の選考にも落ちるという憂き目に遭っている。

アスペルガー症候群では、読み、書き、計算といった学習自体には問題がなく、学校時代、成績は優秀だったというケースも少なくない。ただし、注意力や柔軟性の乏しさのため、能力が発揮できず、成績がふるわないという場合も多い。それに対して、自閉症では、学習障害を伴うのが普通で、読み、書き、計算などの習得にかなり苦労する。

自閉症の場合は、反応の乏しさや言葉の遅れから、比較的早く、親が症状に気づくことが多い。しかし、知能や言語的発達にも、目立った遅れが見られないアスペルガー症候群の場合、早くても二歳頃までは問題に気づかれにくい。自閉症でも、二歳頃まで、ときには、五、六歳まで、まったく正常な発達を遂げ、そこから後退が起きることもある。アスペルガー症候群の場合、まったく正常であることもあれば、やや遅れていることもあるが、その程度は軽度で、二、三歳で取り戻していく。

第三章 アスペルガー症候群を診断する

診断からすべての支援は始まる

アスペルガー症候群の経過を大きく左右するのは、周囲の適切な理解とサポートであり、それゆえ、早い段階の診断が重要になる。だが、同時に、診断に囚われ過ぎることは、デメリットを生じる場合もある。

アスペルガー症候群を含めて、広汎性発達障害と呼ばれる一群の発達障害は、今日、明白に分類されるカテゴリーとしてではなく、スペクトラム（連続体）として理解されている。つまり、症状が幾つもそろい、かつ重度なものから、症状の種類も程度も軽いものまで、さまざまな段階がある。ちょうど大きな山があって、その頂の部分に、従来からの自閉症があり、その裾野に、アスペルガー症候群や特定不能の広汎性発達障害（ＰＤＤＮＯＳ）が広がり、さらにそれは、健康なレベルの人にも見られる傾向へと連続的に続いている。

したがって、アスペルガー症候群か、そうでないかといった境目にこだわり過ぎることは、あまり意味がなく、それぞれのケースの症状の程度や特性は千差万別で、個々のケースの個別性にこそ眼差しが注がれるべきなのである。ただ、現実問題、さまざまなサポートを受けるためには、診断が前提となり、自閉症（自閉性障害）、高機能自閉症（高機能広汎性発達障害）、アスペルガー症候群、特定不能の広汎性発達障害のどのカテゴリーに相当するのかを、一応線引きをする必要がある。診断が一人歩きしすぎないためにも、あくまでカテゴリーは、人が作った基準による便宜的な分類であり、実際は、どこかに境目があるというよりも、スペクトラムとして連続的に続いているものだということを忘れないでおきたい。

第一節　いかに診断するのか

診断するのが難しい理由

アスペルガー症候群の診断では、検査をすれば、それで明らかになるというものではない。現在知られている、いかなる検査によっても、それだけで、アスペルガー症候群や高機能自閉症を診断することはできない。診断は、状態（行動）と生育歴を診断基準に照らし合わすことで行われる。

目の前の状態を注意深く観察するだけでなく、普段の家庭や学校、職場での生活状況を詳しく聴き取る必要がある。もう一つ不可欠なことは、生まれてから今日までの生育や生活の歴史をたどって、特異な発達の問題がなかったかを見ていくことである。したがって、本人の問診だけでなく、幼い頃から本人をよく知る人からの聴き取りと情報収集が重要になる。

だが、年齢が上がるほど、幼い頃の記憶は曖昧で、不正確になりやすい。そこで、母子手帳や育児の記録、学校時代の通信簿などが大いに助けとなる。その人がどんな子として育ち、どんな特徴や困難を抱えているのかを、全体像として把握していきながら、診断のポイントとなる点が当てはまるかどうかの見極めをつけていく。診断基準を96頁表6に示す。

診断基準は、そのままでは使いにくいので、わかりやすい用語に改め、判定の目安となる具体的な症状例とともに示したのが、98頁からのA〜Cのチェックリストである。□が二つ以上に当てはまるとき、該当すると判定する。ただし、Bの(1)のみ、一つでも当てはまれば該当とする。あくまでスクリーニングであるが、おおよその目安になる。

アスペルガー症候群を診断する上で微妙な問題となるのは、高機能自閉症ではないということが示されねばならないことである。この両者は、しばしば紛らわしい場合がある。また、PDDNOSとの区別も、微妙な場合がある。本来、連続体なのであるから、境目が紛らわしいのは当然のことなのだが。このチェックリストは、この三者の判定が容易になるように工夫してある。

表6　アスペルガー障害の診断基準（DSM-Ⅳ-TR）

A．以下のうち少なくとも2つにより示される対人的相互反応の質的障害：

①目と目で見つめ合う、顔の表情、体の姿勢、身振りなど、対人的相互反応を調節する多彩な非言語的行動の使用の著明な障害

②発達の水準に相応した仲間関係を作ることの失敗

③楽しみ、興味、達成感を他人と分かち合うことを自発的に求めることの欠如

④対人的または情緒的相互性の欠如

B．行動、興味および活動の、限定的、反復的、常同的な様式で、以下の少なくとも1つによって明らかとなる：

①その強度または対象において異常なほど、常同的で限定された方の1つまたはそれ以上の興味だけに熱中すること

②特定の、機能的でない習慣や儀式にかたくなにこだわるのが明らかである

③常同的で反復的な衒奇的運動（例：手や指をぱたぱたさせたり、ねじ曲げる、または複雑な全身の動き）

④物体の一部に持続的に熱中する

C．その障害は社会的、職業的、または他の重要な領域における機能の臨床的に著しい障害を引き起こしている

D．臨床的に著しい言語の遅れがない（例：二歳までに単語を用い、三歳までにコミュニケーション的な句を用いる）

E．認知の発達、年齢に相応した自己管理能力、（対人関係以外の）適応行動、および小児期における環境への好奇心について臨床的に明らかな遅れがない

F．他の特定の広汎性発達障害または統合失調症の基準を満たさない

医学書院『DSM-Ⅳ-TR　精神疾患の分類と診断の手引』高橋三郎、大野裕、染矢俊幸訳

アスペルガー症候群の診断には、Bのコミュニケーションの障害の項目は、直接には必要ない。だが、なぜ、これを含めないといけないかというと、アスペルガー症候群と診断されるためには、自閉症の診断を否定しなければならないのだ。自閉症の診断基準を満たす場合には、たとえアスペルガー症候群の診断に該当する場合も、自閉症の診断が優先されるのである。

自閉症の診断には、A、B、Cの各項目で、(1)〜(4)の四項目のうち、Aは二項目以上、B、Cはそれぞれ一項目以上該当し、かつ合わせて六項目以上該当することが必要である。この要件を満たした段階で、自閉症の可能性が高くなり、アスペルガー症候群の可能性は否定的になる。

アスペルガー症候群と診断されるためには、Aで二項目以上、Cで一項目以上に該当し、自閉症の診断基準には達していないことが必要である。さらに、アスペルガー症候群と診断するためには、以下のような要件を満たさねばならない。

診断するための四つの要件

①言葉の発達の遅れがない……具体的には、二歳までに一つ以上の言葉を話し、三歳までに二語文を話しているとき、遅れがないと判定する。同様の症状で、言葉の遅れが認められる場合には、(高機能)自閉症が疑われる。

表7　スクリーニングのためのチェックリストA

A.対人的相互反応の質的障害

(1)非言語的な表現が乏しい(該当・非該当)

- □ 目を見ながら話さない
- □ 話しているときに身振り手振りが乏しい
- □ 表情が乏しい
- □ 声の調子が不自然である

(2)友達ができにくい(該当・非該当)

- □ 友達がほとんどいない
- □ ずっと年上や年下の人か家族としか関わりがない
- □ 特定の興味を共有している人としか付き合いがない
- □ 集団で交わったり、ルールを守って協調して遊んだりするのがうまくできない

(3)喜びや関心を、他者と分かち合おうとしない(該当・非該当)

- □ 他の人に関わろうとせず、一人の活動を好む
- □ 自分の活動や興味や成し遂げたことに、関心をもってもらおうと思わない
- □ 指差しをしない
- □ 賞賛されることに関心や反応が乏しい

(4)他人に無関心で反応が乏しい(該当・非該当)

- □ 他の人に応答しない「耳が聞こえないように見える」
- □ 他人を意識しない、他の人の存在を「忘れる」
- □ 孤独な活動を強く好む
- □ 他の人が傷ついたり怒っても気づかない、慰めようとしない

Aの該当項目数　(A)　　　／4項目

表8　スクリーニングのためのチェックリストB

B.コミュニケーションの障害

(1)言葉の発達の遅れ(該当・非該当)

- [ ] 言葉の開始が、満2歳より遅かった
- [ ] 満3歳までに、二語文(例:ママ来た、あれ取って)を使えなかった

(2)他人と会話を始め、継続するのが困難(該当・非該当)

- [ ] 自分から会話を始めたり、会話を続けることができない
- [ ] 言葉のやり取りではなく、一人で一方的に喋り続ける
- [ ] 質問には答えられるが、相手の発言に対してコメントできない
- [ ] 興味のない話題について話すことができない

(3)不自然で、過度に形式的、反復的な言葉遣い(該当・非該当)

- [ ] オウム返しに相手の言葉を繰り返す(反響言語)
- [ ] CMやビデオ、アニメの言葉を場面に関係なく連呼する
- [ ] 自分にだけ意味の通じる造語を用いる(言語新作)
- [ ] 過度に格式張ったり、大人や学者のような喋り方をする

(4)その年齢の発達段階の遊びができない(該当・非該当)

- [ ] オモチャや人形を用いてごっこ遊びができない
- [ ] 物を、他の物に見立てることができない
- [ ] 玩具を想像的にではなく、即物的に用いる
- [ ] みんなと一緒に楽しむ集団遊びに興味がない

Bの該当項目数　(B)　　／4項目

表9　スクリーニングのためのチェックリストC

C.反復的な行動／限定的な興味

(1)狭く、深い興味(該当・非該当)

- □ 特定の話題にばかり話が集中する
- □ 特定の話題や活動のことから頭が離れない
- □ 食事やトイレに行くのも忘れるほど熱中する
- □ 年齢不相応な話題に興味をもつ
- □ 興味のあることには優れた記憶力を示す

(2)同一の、慣れたパターンへの固執(該当・非該当)

- □ 決まった手順どおりに行動しようとする
- □ いつものやり方との些細な違いにも戸惑いやすい
- □ 変更があるときには、前もって言っておかないと一騒動になる
- □ 決まったとおりに物事が行われないと、極度に不安になったり落ち着かない

(3)同じ動きを繰り返す(該当・非該当)

- □ 興奮したり、動転すると手をぱたぱたさせたり単純な動きを繰り返す
- □ 目の前で指を鳴らし続けたり、奇妙な手の恰好や動きを繰り返す
- □ 長時間ぐるぐる回ったり、体を前後に揺すったりする
- □ つま先立ちで歩いたり走ったりし続ける

(4)物への特有のこだわり(該当・非該当)

- □ 本来の用い方と違う方法で、物を用いる
- □ 物体の感覚的性質（匂い、肌触り、細部の色彩、動きなど）に興味をもつ
- □ 通常は興味を惹かれない物に執着する
- □ 動いたり回転する物体に強い興味をもつ

Cの該当項目数　(C)　　　／4項目

②知能が正常である……通常、IQ70以上を基準とするが、バロン・コーエンは、85以上とすることを提案している。その場合、同様の症状をもち、IQ70〜84のレインジの人を、中機能自閉症と呼んでいる。

③その他の面で発達に遅れがない……身の回りのことを自分でする自己管理能力、危険を回避しつつ自分の欲求を満たす適応行動、子どもの頃においては、周囲への好奇心が、年齢相応に認められる。ただ、実際には、過保護に育てられがちであることも手伝い、知的能力に比べて、こうした能力に不器用さや低下が見られることも多く、著しい問題がなければ、それほど重要視されない。

④社会生活で問題が生じている……診断に際して、忘れてならない要件の一つは、社会生活や職業生活において著しい困難が生じていることである。たとえ、こうした傾向が見られても、それが社会生活にさほど支障がない程度であれば、障害とはみなさない。

より多くの人が当てはまる「特定不能の広汎性発達障害」とは

アスペルガー症候群の傾向をもった人でも、診断基準をきちんと満たす人は、一般人口の0・5%程度とされる。それより、はるかに多いのは、対人的相互反応の障害の項目で一項目、反復行動/限局性の興味の項目で一項目だけが当てはまるというケースだろう。こうしたケースは、特定不能の広汎性発達障害（ＰＤＤＮＯＳ）と診断される。その基準は、Ａで一項目以上、Ｂ、Ｃのいずれかで一項目以上該当することである。この基準に該当する人は、一般人口のかなりの割合に達すると思われる。

第二節　併用される検査とは

①知能検査からわかること

もっとも重要で不可欠な検査は、知能検査である。十八歳以上では、ＷＡＩＳ《ウエイス》・Ⅲ《スリー》、六〜十七歳の児童では、ＷＩＳＣ《ウイスク》・Ⅲ《スリー》、六歳未満の幼児には、ＷＰＰＳＩ《ウイプスイ》・Ⅲ《スリー》などが使われる。

ＷＡＩＳでは、全体の知能指数を得られるだけでなく、言語性知能指数（ＶＩＱ）、動作性知能指数（ＰＩＱ）を求めることができ、さらに、下位の能力を四つに分け、言語的理解、作動記憶、視覚的統合、処理速度についても指数がわかる。語彙、類似、知識、理解、算数、絵画配列、積み木模様といった各課題についても、標準化した評価点も得られる。

全体の知能指数も診断に重要だが、言語性、動作性間の乖離や、下位能力間の乖離が、診断する上で有力な裏付けとなる。指数が10ポイント以上開いている場合は、意味のある乖離と考えられ、発達面での偏りの根拠となる。自閉症では言語性知能が低く、それに比べて動作性知能が高い傾向を示すことが多い。一方、アスペルガー症候群では、逆のパターンを示すのが典型的である。よく出会うパターンは、語彙、知識、算数、積み木模様が高く、類似や理解、絵画配列が低いというものであるが、一概にはいえない。

ＷＡＩＳは重要な検査となっているが、限界や問題点もある。たとえば、ＷＡＩＳでは、会話をスムーズに行う能力や文章を書く能力は反映されにくい。

②ＡＱ 自閉症スペクトラム指数が目安になる

ＡＱ（Autism Spectrum Quotient）とは、50項目の質問に、本人を幼い頃から知る家族や本人自身が答えることにより、該当した項目数でスコアを出す。自閉症スペクトラムの平均が32であり、一般人口の平均は16（男性が17、女性が15）で、24以上で境界域、27以上で自閉症スペクトラムの疑いありと判定されるが、あくまでも目安である。

その他にも、インクの染みの模様が何に見えるかを答える「ロールシャッハ・テスト」は、統合能力や着眼点の奇異さ、偏りを見るのに有効である。ストレス状況の絵を見ながら、セリフを答える「ＰＦスタディ」は、社会的文脈の理解や共感性を見るのに役立つ。文を読んで非常識なところがないかを答える「社会常識テスト」、目の表情をみて、その気持ちを答える「アイズテスト」なども使われることがある。

第三節　診断に際して注意すること

早期診断と背中合わせの過剰診断

早く適切な療育を受けることは重要で、そのため、専門家は早期発見と診断に心血を注いできた。発達障害者支援法には、市町村や教育委員会が、発達障害の早期発見に努めることが規定されている。そうした努力により、以前に比べると、早い段階で診断がつくケースが多くなっている。ただ、何事にも副作用はあるもので、早期の診断が求められる中、専門家も診断に十分に習熟していなかったという事情もあって、過剰診断が起こっていることも指摘されている。

アメリカのある専門機関では、アスペルガー症候群または高機能自閉症と診断されてやってきた児童の四分の一が、正常域と再診断されたという。

将来、診断名が変わることもある

専門家から診断を告げる場合にしろ、保護者から本人に診断を伝える場合にしろ、大切なことは、それがネガティブな烙印を押すようなものではなく、むしろ本人の特性として、ポジティブな意味をもつように伝えられることである。アスペルガー症候群の特性は、短所ともなるが、長所ともなる。一つの特性、個性として受け止めることである。

通常、診断と同時に、得られる支援についての情報提供がなされる。発達障害者支援法の実施により、各都道府県には発達障害者支援センターが整備され、相談業務、就労支援、発達支援（療育事業）、啓発活動などを行っている。児童、成人に関係なく、アスペルガー症候群、特定不能の広汎性発達障害も含む、すべての発達障害が支援の対象である。各都道府県には日本自閉症協会の支部や自閉症支援のためのNPO法人があり、さまざまなサービスを行っている。当事者や家族の会として、アスペの会、ノンラベルなどのNPO法人がある。

重い自閉症で障害が深刻な場合には、いったん診断されると、その診断名が、生涯変わることはない。しかし、高機能自閉症やアスペルガー症候群、特定不能の広汎性発達障害の場合には、その後、診断名が変わるか、なくなる可能性さえある。アスペルガー症候群と診断された子どもの約二割は、成人した時点で、アスペルガー症候群を「卒業」しているとの報告もある。療育や教育、社会生活、日々の体験の積み重ねの中で、社会性やコミュニケーション・スキルが改善することは、ごく普通のことである。その人のおかれた環境によって、大幅に状態が違ってくることもしばしば経験する。診断に縛られ過ぎずに、柔軟な視野で見ていくことも必要だろう。

もちろん、逆の場合もあり得る。社会的体験から遠ざかった生活を長年にわたってすれば、問題ないと思われていた人が、いつのまにか自閉症スペクトラムの診断基準を満たしたとしても不思議はない。

さまざまな個性があることを理解する

アスペルガー症候群は、これまで述べたような症状を備えているわけであるが、そのすべてを備えているわけではない。その人その人によって症状や特性は異なり、さまざまなバリエーションがある。本人が抱える困難さを理解する上では、共通する特性をしっかり頭に入れておくことは大事だが、本人の特性を活かした人生を実現していくためには、一般的な共通点にばかり囚われても、かえって不自由になる。長所も短所も千差万別であり、それぞれ個性があることを頭に入れて、一般的な原則や教科書的な理解ではなく、その人に即した理解が大事である。

アスペルガー症候群は、こういう特性があるから、こうすべきだという式のやり方は、その人の実情に合わないときには、かえって有害である。診断よりも、その人自身を見ることである。なぜなら、アスペルガー症候群という診断自体、あくまで過渡的なものであり、恐らくそう遠くない未来においては、違う診断体系が用いられているだろうから。

第四章　アスペルガー症候群の脳で何が起きているのか

脳にどんな異常が起こっているのか

自閉症の人の脳で、指摘されている特徴的な事実は、脳が過剰に成長する時期があるということだ。幼い頃、頭が大きい傾向があり、頭囲の平均は、健常児より大きい。アインシュタインも、小さい頃から、異様に頭が大きかったといわれているが、そうした例が珍しくない。ただし、これには個人差があり、そうした傾向が見られない子もいる。

剖検（解剖して調べること）による研究でも、脳の大きさや重量が平均以上であり、ことに、扁桃体とよばれる領域の構造に異常が見られることがわかっている。扁桃体は、情動や社会性に関係が深い領域である。自閉症の人では、細胞の数が通常に比べて多く、異様に詰まっていたのである。神経細胞が詰まりすぎているため、神経細胞間のネットワークの発達が悪く、機能の点でうまく働いていないと考えられる。扁桃体のサイズは、幼い子どもの頃は、平均よりも大きいが、青年期、成人期以降では、平均より小さい。過剰発達の後に、萎縮が起こるものと推測される。

ただし、これらの結果は、重度の自閉症の人に見られたもので、しかも、すべてのケースで認められたわけではないが、自閉症の中核的なタイプで、扁桃体の構造的、機能的異常が関係していることは間違いない。

扁桃体は、表情を読み取ったり、顔を区別したりする社会的認知において中心的な役割を担っている。動物実験で扁桃体を傷つけると、社会生活がうまくいかなくなり、孤立しがちになり、同じ行動を繰り返すようになる。

バロン・コーエンは、さまざまな表情を浮かべた目の写真を見せて、そのときの脳の活動を調べた。健常者では、目を見ると、扁桃体や内側前頭葉が活発に使われたが、アスペルガー症候群や高機能自閉症の人では、扁桃体はまったくといっていいほど使われず、内側前頭葉もあまり使われなかった。その代わりに、物を認識するときに使われる領域が活発に働いたのである。

このことは、アスペルガー症候群などの自閉症スペクトラムの人では、目という情報が、社会的、情動的な情報として活用されず、単なる形や図像として処理されていることを推測させる。このタイプの人が、目を合わせなかったり、相手の気持ちを読み取るのに失敗したりしやすいのは、目や顔の表情に対して、本来働くべき社会的認知の機能が働かないことによるとも考えられる。

このタイプの人も、相手の顔を見分けたり、視線や表情の意味を理解したりすることはできるが、それは、内側前頭葉や扁桃体を使う本来の働きによるというよりも、その弱点を補うために、後で身につけた学習の成果だと考えられる。顔の表情だけでなく、言葉遣いやその他の反応から、相手の気分や内心の状態を推測する術を学んだものであろう。

しかし、それは自覚的な努力と経験との照合によって行われるものであり、咄嗟《とっさ》の状況には、すぐさま対応しきれない場合も出てくる。

なぜ頭が大きくなるのか

頭が大きいのは、扁桃体のサイズの問題だけではなく、前頭葉が大きいことにもよる。自閉症スペクトラムの人の約四分の一は、平均より大きな脳をもっている。前頭葉の中でも、背外側部（モノを扱う領域）が通常よりも過剰に発達している。大脳皮質は、神経細胞が集まった灰白質と、主に神経繊維からなる白質からなるが、灰白質の過剰発達は、五歳未満の時期にだけ見られる。つまり、幼児期に一過性に、神経細胞が過剰に作られることを示している。

幼い子どもの脳では、いったん増えた神経細胞の選別が行われ、不要な細胞が除去される。この過程を刈り込み（pruning）と呼んでいる。一部のタイプの自閉症では、この刈り込みのプロセスがうまく働かず、必要でない神経細胞が増えすぎてしまうことによって、発達を妨げてしまうのではないかと考えられている。刈り込みが行われず、不必要な神経細胞が残存しすぎることは、効率よく必要な回路だけを活性化することを妨げ、働かなくてもいい回路が働いてしまい、「ノイズ」を生じやすくなる。こうした構造上の問題が、さまざまな機能的な問題を生んでいると推測される。

アスペルガー症候群では、同じ行動を繰り返したり、変化に対して馴染みにくく、同じやり方や物に固執したりするといった融通の利かない傾向がある。こうした強迫的で柔軟性の乏しい傾向は、前頭葉の機能と関係が深いが、機能的ＭＲＩや脳波などを用いた研究によると、自閉症スペクトラムの人では、前頭葉の働きが低下しているとされる。

社会脳の働きが低下している

興味深いことに、人の脳は、モノを扱うときと、人を扱うときでは、一見同じことをしていても、働き方に大きな違いがある。モノと人を明らかに区別して扱っている。では、脳は、モノと人をどう区別しているのかというと、心（気持ち）をもつ存在を人とみなし、そうでない存在をモノとみなしているのである。より正確には、相手が現実にモノか人かということよりも、その人が、心をもつ存在として相手を捉えれば、それは人として扱われる。たとえば、クマのぬいぐるみを見ても、それを、心をもった存在として対するときは、人と接するときと同じような回路が働く。逆に、モノとして見なせば、石ころや布きれを扱うときと同じような働き方をする。

人とモノの違いは、顔をもつか、もたないかだとも言い換えられる。顔は表情をもち、人はそこに心が映し出されていると感じる。人の表情とモノの姿の違いは、そこに心や気持ちを読み取るかどうかということである。

心を扱うために特別に進化した脳の領域、つまり、気持ちを認識したり、推測したりするのに使われる脳の領域を「社会脳」と呼ぶ。社会脳の代表的な領域は、先に述べた扁桃体や内側前頭前野である。それ以外にも、眼窩前頭野、前部および後部帯状回、側頭・頭頂接合部、上側頭回、下前頭回、梨状葉顔領域などが含まれる。自閉症の人では、社会脳の働きが全般に低下している。人の顔を見て、その気持ちを推測させる課題を行うときも、社会脳はあまり使われない。ただのモノを見ているときと同じような働き方をしているのである。

自閉症スペクトラムの根本的な障害の一つとされている心の理論は、社会脳の働きによるが、その中でも、どの領域の働きによるのだろうか。

相手の意図を推測する課題を行ったとき、活発に使われる領域を機能的ＭＲＩで調べた結果、心の理論の中枢が、内側前頭葉、とりわけ前部帯状回やその周辺領域にあると考えられている。

剖検研究でも、前部帯状回は、構造的な異常が見つかっている領域の一つである。

注目を浴びているミラーニューロン仮説とは

しかし、先にも述べたように、共感という働きには、心の理論によって相手の心を推測するだけでなく、相手の感情や動きに同期して共振することにより、体感的に相手と同じ気持ちを味わうという要素がある。従来の心の理論仮説では、その部分についての説明が乏しかったのだが、そのことも含めて、さらにすっきりと説明できる仮説が登場し、近年注目を浴びている。それがミラーニューロン仮説である。

ミラーニューロンは、サルを用いた実験中に偶然発見された。手を握るという動作をするときに働くはずのニューロンが、人間が同じ動作をするのを見たときにも活動したのである。まるで、他者の行動が鏡に映し出されるように、脳の中に、自分が見ている行動が、している行動と同じように反映されていたのである。この現象は、人の行動をまねしたり、その行動の意図を推測したり、共感したりするベースになるものだと考えられている。この仮説に基づくと、自閉症では、このミラーシステムがうまく働かないため、相手の気持ちや意図を察知したり、共感したりするのが苦手なのではないかと考えられる。この自閉症のミラーニューロン仮説は脚光を浴びている。

ただし、この仮説にも問題がある。自閉症の中には、相手の言葉や喋り方をそっくりまねる症状が見られることがあり、ミラーシステムの働きが必ずしも悪いとはいえない場合がある。むしろ、ミラーシステムが映し出した動作や表情から、その背後にある気持ちや意図を認識する働きに問題があるのかもしれない。感情を司る扁桃体などの大脳辺縁系の働きに問題があると、ミラーシステムがうまく働かない可能性も考えられる。今後の解明が待たれる。

不器用さは、なぜ起きるのか

剖検研究で指摘された異常としては、扁桃体や前部帯状回以外にも、長期記憶にかかわる海馬、運動の微妙な調節にかかわる尾状核や小脳でも、細胞密度や構造の異常が見られた。その中でも、とりわけ目立ったのは、小脳のプルキンエ細胞と呼ばれる大型の細胞の数が少なく、未発達なことである。プルキンエ細胞は、協調運動において中心的な役割を担っている。その後、画像研究により、自閉症の人では、小脳虫部とよばれる領域が、平均して小さいことがわかった。小脳は動きの巧緻性や注意の切り替えに関係があり、小脳の構造上の異常は、アスペルガー症候群や自閉症の人の動きの不器用さや注意の切り替えにくさの原因になっている可能性がある。

近年、不器用さや作業速度の遅さが、視覚的な処理の問題によって起きているとする、別の仮説も提起されている。視覚の伝達経路には、反応は速いが明暗しか伝えないマグノ系と、反応は遅いが色彩を伝えるパルボ系がある。素早く点滅させた図形を見せたとき、図形の変化に対する反応が、自閉症では遅いことがわかり、マグノ系の働きが悪いと推測されている。そのために、素早い動きに対応できないのではないかというのだ。ただ、こうした傾向は、読字障害の人でもみられ、自閉症スペクトラムに特異的なものでないこともわかっている。

セロトニンやGABAの異常が影響しているのか

自閉症では、約三分の一のケースで、血中のセロトニン濃度が高く、セロトニン・システムに、何らかの異常があることが推測されている。二〇〇六年にマーフィーらは、SPECTを用いた研究で、アスペルガー症候群の人では、前頭葉などの大脳皮質で、セロトニン2A受容体の密度が低いことを突き止めた。強迫性障害でも、前頭葉などでセロトニン2A受容体密度の減少が報告されている。また、自閉症スペクトラムとは関係なく、暴力的で衝動的な傾向が強い人でも、セロトニン2A受容体の密度が低い傾向があることが知られている。セロトニン2A受容体の密度が低いことは、不安感の強さや強迫的な傾向、癇癪を起こしやすい傾向と関係しているかもしれない。

一方、別の神経伝達物質であるGABAの二種類の受容体も、健常者に比べて密度が低いことが報告されている。GABAは、抑制系の神経伝達物質で、不安感や緊張、興奮を鎮める方向に働く。GABAの働きが弱いことが、興奮しやすさやてんかん発作を起こしやすいことにつながっていると考えられている。

Sタイプの脳と「超男性脳」仮説

アスペルガー症候群では、共感性の能力が乏しい一方、システム化の能力が優れていることを、先に述べたが、共感性を担う脳の領域は、内側前頭葉（前部帯状回など）である。一方、システム化を担う脳の領域は、外側前頭葉（背外側前頭前野）である。心を扱う領域は、前頭葉の内側面にあり、モノを扱う領域は外側面に広がっている。

ところで、男性では、女性に比べて、システム化の能力が高く、共感性の能力が劣っていることが知られている。男性は、心や顔色を読み取り、人間関係の機微を感じ取る能力において、女性にかなわない。女性は、Eタイプ（E＝empathy 共感）、男性はSタイプ（S＝system システム）の脳をもつ傾向がある。その意味で、自閉症スペクトラムの脳は、より極端な男性脳であるといえる。実際、アスペルガー症候群を含む自閉症スペクトラムは、圧倒的に男性に多いだけでなく、極端なSタイプを示す傾向が見られる。こうして生まれた理論が、超男性脳仮説である。

最初にそのことに気づき、仮説を提唱したのは、ハンス・アスペルガーであったが、近年、それを裏づける事実が、脳のレベルでも見つかっている。共感性や心の理論に関係する前部帯状回、上側頭溝、下前頭回の領域が、男性の方が小さいとの報告がなされている。男性の方が大きな脳をもつことを考えると、男性では、共感性よりも他のことに、大きな領域を割り当てているといえるだろう。

脳のタイプが人差し指と薬指に現れる？

人差し指と薬指の長さを比べると、通常、薬指がわずかに長い。薬指の長さと人差し指の長さの比率を見ると、Eタイプの脳かSタイプの脳かが、およそ見当がつくという興味深い事実が知られている。Eタイプの人では、両者の長さはほとんど同じであるのに対して、Sタイプの人では、人差し指の長さが薬指に比べてはっきり短い傾向があり、自閉症の人では、さらに短い傾向を示す。これは、妊娠中に浴びた男性ホルモンのテストステロン濃度を反映しているといわれている。こうした事実もまた、超男性脳仮説を裏付けるものと考えられている。

第五章 アスペルガー症候群が増えている原因は何か

遺伝的要因の関与が大きい

アスペルガー症候群を含めた自閉症スペクトラムの原因は、親の養育といった心理社会的要因ではなく、遺伝的要因や器質的要因などの生物学的要因によると考えられている。カナーが最初に自閉症を報告した一九四〇年代は、アメリカでは精神分析の全盛期であり、精神障害の原因を、幼年期の問題に求めようとする考え方が強かった。そうした中で、自閉症さえも、その原因が養育の問題にあると考えられた。カナー自身も、自閉症の原因が、冷たい母親の養育態度にあると考えた時期があった。「冷蔵庫のような母親《リフリジャレータ・マザー》」という言葉が、そうした母親をさす言葉として使われたことさえあった。

しかし、その後、一九六〇年代になって、生物学的な精神医学が発達するとともに、この仮説が誤りであることが、はっきりとしてきた。それを最初に裏付けたのは、遺伝的研究である。一般人口における自閉症の頻度が0・6%だったのに対して、第一子に自閉症の子どもが生まれたカップルで、第二子に自閉症の子どもが生まれる頻度は、3～5％という割合だった。頻度は低いものの、遺伝的要因が関与していることが、はっきりしたのである。

双生児研究では、さらに明白な関与が示されることとなった。二卵性双生児の場合、一方が自閉症でも、もう一人が自閉症である割合（一致率）は、5～10％であるのに対して、一卵性双生児の場合、一致率が六～九割だったのである。この結果から、自閉症が遺伝子によって決定される割合（遺伝率）は、九割以上と非常に高いことがわかった。

ただし、一つの遺伝子によって、自閉症が引き起こされるといった単純なものではなく、いくつもの遺伝子が組み合わさることによって障害が起きる多因子遺伝だと考えられている。脆弱X症候群のように、特定の遺伝子異常が関係している場合もあるが、そうした場合は一部であり、多くのケースでは、自閉症を起こす特定の遺伝子というものが存在するわけではなく、言語的能力や共感性、社会的知能、固執性、視覚・空間能力などに関わる複数の遺伝子があって、その組み合わせによって、症状のバラツキや重症度の違いが生まれると考えられる。

自閉症では、不利な組み合わせが多く揃っていると考えられ、アスペルガー症候群や高機能自閉症では、一部だけが揃っていると考えられる。

実際、自閉症の人の近親者には、アスペルガー症候群などの自閉症スペクトラムが、一～二割の頻度で見られるとされるが、その症状はより軽いことが多く、むしろアスペルガー症候群の特性を活かして社会的に成功を収めている場合も少なくない。ある意味、アスペルガー症候群の遺伝形質は、強く集中しすぎると障害となるが、ほどよくあると、むしろ非常に強みを発揮する才能や特性となるということである。社会性の乏しさや固執性といった、一見、生存や子孫繁栄に不利な形質が、別の局面では、種の繁栄に役立ってきたからこそ、これらの遺伝的特性が、人類の遺伝子プール（種が全体として保持している遺伝子）に保存されてきたと考えられる。

現代にアスペルガー的な人が増えているとすると、それは、アスペルガー的な遺伝子をもった人が子孫を残しやすくなっているということであり、言い換えれば、今日の社会が、アスペルガー的な人が繁栄しやすい環境になっているということかもしれない。

バロン・コーエンやその他の研究では、自閉症スペクトラムの近親者には、メカに強かったり、物理的な思考が得意だったり、パズルを解くような視覚・空間的操作や記憶力に優れている傾向が見られ、エンジニアや物理学者や数学者といった科学者、会計士の頻度が、そうでない子どもの近親者よりも際立って多いと報告している。

有病率の急増は何を意味するのか

一九七八年には、イギリスの研究者が求めた自閉症の有病率は、一万人当たり四人（0・0

4%)で、かなり稀な障害であった。それが、最近の調査では、0・5〜1%という数字になっている。三十年ほどの間に有病率が二十五倍になったことになる。また、アメリカでも、冒頭で述べたように、自閉症スペクトラムの有病率は、一九九六年から二〇〇七年の間に七倍以上になり、一万人当たり五〇人を超えている。その増加のかなりの部分は、この障害の概念が広がったことと、その認識が普及したことにあることは言うまでもない。ただ、それを差し引いても、有病率が増加していると、多くの研究者や臨床家が考えるようになっている。

ちなみに、日本でも、一九九六年と二〇〇五年に、横浜市の乳幼児検診システムを利用して行われた調査で、自閉症の発生率は、一万人当たり二一・二人から二七・二人に増加し、広汎性発達障害全体では、1%を超えるという結果が出ている。

なぜ、自閉症スペクトラムは増加しているのか。遺伝的要因の関与がそれほど大きいとされるのに、なぜ、そんなに急増し得るのか。遺伝子は、十年二十年単位で、そんなに大きく変化するはずがないのではないのか。そのことを説明するための仮説が、数多く提出されている。

「似たもの夫婦」仮説は本当か

短期間で簡単に変わるはずがない遺伝的要因が、実はバイアスのかかった選択によって、比較的短期間に変化し得るとする仮説が出されている。人為的な交配や人為的な選択を加えれば、こうしたことが短期間に起きることはよく知られている。同じような形質をもつ個体同士が交配することで、遺伝子が集積し、形質が強まるのだ。もちろん、人間にそんなことをすることはできないが、もし自らが好んで、同じような傾向をもった相手を、パートナーに選んだとしたら、比較的短期間に、遺伝子の集積が起こり得るのではないか。

すでに述べたように、自閉症スペクトラムの遺伝形質を軽度にもった人は、むしろ優秀であることが多い。このタイプの人が、同じタイプの人を結婚相手に選んだとすると、この一見、信じがたい仮説も荒唐無稽な話ではなくなる。経験的な話になるが、アスペルガー症候群の人の両親には、どちらも優秀で、研究職や知的職業に就いているというケースが少なくない。夫婦ともMIT出身の数学者であるジム・サイモンズとマリアン・サイモンズ夫妻のように、優れたカップルに自閉症の子どもがいるというケースは意外に多い。ジム・サイモンズは、数学的手法を駆使したヘッジ・ファンドを設立し、十八億ドルもの資産をもつまでに拡大させた。彼の基金は、自閉症の研究に多額の資金を拠出している。

こうした例は、たまたまそうなっただけのことで、単なる印象に過ぎないのだろうか。「似たもの夫婦」ということが、広く当てはまるのかどうかは定かでない。

ただ、この仮説に有利な事実もいくつか知られている。その一つは、自閉症の子どもの父親には、工学系の仕事をしている人の比率が平均より高く、母方の祖父も父方の祖父も、工学系で働いていた比率が高いという報告である。もう一つ興味深い事実は、IT産業の中心地であるカリフォルニア州シリコンバレーで、自閉症スペクトラムの有病率が、平均よりかなり高いという報告で、その割合は、約10％にも達するともいわれる。それが事実だとすれば、「似たもの夫婦」仮説は、現実味を帯びることになる。

注目される環境的要因の関与

アスペルガー症候群に、遺伝的な要因が大きく関与していることは間違いない。しかし、それは、遺伝子によって、すべてが決まるということではない。一時期、そうした誤解がなされたことがあったが、最近は、むしろ遺伝子が発現されるかどうかは、環境によって大きく左右されることが明らかになり、環境的要因の関与に関心が集まっている。実際、一卵性双生児の一致率が六割以上であるということは、まったく同じ遺伝子をもって生まれても、四割程度の人が、自閉症にはならない場合があるということである。たとえば、顔かたちの特徴が一致する程度と比べると、自閉症になるかならないかは、遺伝子以外の影響を受けやすいということである。それは、とりもなおさず、環境的要因に左右されるということを意味する。実際、近年イスラエルで行われた研究は、驚きをもって迎えられた。イスラエルには児童全員のよく整ったデータベースがある。それを用いて、広汎性発達障害（自閉症スペクトラムとほぼ同義）と、その子どもの背景を調べたところ、注目されるべき結果が得られた。イスラエルは移民の国であるが、ヨーロッパだけでなく、アフリカや新大陸からもユダヤ人が移り住んできている。ヨーロッパで生まれて、イスラエルに渡った人と、アフリカで生まれてイスラエルに渡った人を比べると、ヨーロッパで生まれた人は、イスラエルに生まれた人と同じ割合で広汎性発達障害が見られたが、アフリカで生まれた子どもには、まったく見当たらなかったのである。この結果は、何らかの文明的要因が広汎性発達障害の増加と関係していることを強く示唆している。

いかなる環境的要因が考えられるのか

当然、そこで疑問が湧いてくるのは、アスペルガー症候群などの自閉症スペクトラムの発症を促進している環境的要因とは、何かということである。これまで、いくつもの候補が現れ、その中の多くは、その後の研究で否定されてきた。今日でもまだ、白黒がついていないものもある。これまで、環境的要因として取り上げられたものは数多く、列挙するだけで長いリストができるほどである。

①胎児期男性ホルモン仮説と環境ホルモン

自閉症スペクトラムは、男児に頻度が高いことより、男性ホルモンが関係しているのではないかとの仮説が提唱されている。そのきっかけとなったのは、オランダの研究者が、自閉症の男性では、思春期を早く迎える傾向があることを論文に発表したことである。

その後、イギリスの研究者が、アスペルガー症候群の女性では、初潮が平均より遅くなる傾向があることを報告した。しかも、アスペルガー症候群の女性では、月経周期の乱れや遅れ、多毛などの症状を伴う多嚢胞性卵巣という病気にかかりやすかった。この病気は、体内の男性ホルモンレベルが高いことによって引き起こされる。また、女性ホルモンと関わりのある乳ガンや卵巣ガンの発症率が高いことも知られている。しかも、こうした傾向は、本人だけでなく、その人の母親においても見られたのである。

これらの事実を総合すると、高いレベルの男性ホルモンを浴びることが、自閉症スペクトラムの発症を促進する要因となっているのではないかという推測が成り立つ。

実際、胎児期に、羊水を採取して、テストステロン・レベル（テストステロンは、もっとも強力な男性ホルモン）を調べると、テストステロン・レベルが高かったケースでは、生まれてから、アイコンタクトが乏しく、言葉の発達が遅れる傾向が見られた。成長するにつれ、社会性の問題や共感性の乏しさが目立つとともに、何事もシステム化することに強い関心を示した。

まだ完全に因果関係が証明されたわけではないが、胎児期男性ホルモン仮説は、環境要因の一つとして有力なものとなっている。胎児期の男性ホルモンの濃度の上昇が、いわゆる環境ホルモンの影響によるのではないかと考える人もいる。

②オキシトシンと分娩誘発剤

分娩をコントロールするために、分娩誘発剤としてオキシトシンの点滴が多用された時期があった。オキシトシンは、高濃度では子宮の収縮を引き起こすが、それ以外にも、授乳や愛着形成、親密な愛情（性行為のエクスタシーにおいても放出される）に広く関わっていて、「社会性ホルモン」と呼ばれることもある。オキシトシンの放出が生み出す歓びが、乳を与えたり、愛情の絆を築く基になっているのだ。

ところが、分娩誘発剤として高濃度のオキシトシンを投与されると、それによってネガティブ・フィードバックがかかり、赤ん坊の体内に本来分泌されるはずの内因性のオキシトシンの分泌低下が起こり、その結果、愛着形成に問題が生じ、自閉症を引き起こすのではないかとの仮説が提起された。しかし、その後の研究で、自閉症児に特に分娩誘発剤の使用が多いという結果は得られず、その可能性は否定的である。ただ、オキシトシン受容体の異常が、一部で見つかっており、オキシトシンなどの社会性ホルモンが、何らかの形で自閉症の発症に関わっている可能性はある。

それと符合するように、オキシトシンの治療効果について注目が集まっている。オキシトシンを鼻腔スプレイや点滴で投与すると、表情の読み取りや顔の記憶が改善したり、他人に信頼を寄せる傾向が高まるなどの社会的認知が向上するだけでなく、同じ行動を繰り返すことが減少するということも見られている。男性器の勃起を引き起こすといった副作用もあるが、今後の研究が注目される。

③ウイルス感染説
妊娠中に、風疹ウイルスやヘルペス・ウイルスに感染すると、自閉症児が生まれるケースがあることが報告された。風疹ウイルスに感染した場合、その危険率は10％にも上るとの報告がなされた。ヘルペス・ウイルスでの頻度は、ごく稀であった。

④自己免疫説
ウイルス感染や細菌感染がきっかけとなり、免疫系の制御が混乱し、自分の免疫系が、自分自身の細胞を攻撃する状態を引き起こすことが知られている。インシュリン依存型糖尿病や腎臓病、膠原病などが、こうした仕組みで発症する。たとえば、糖尿病では、インシュリンを作

る細胞が自己免疫により破壊される。これと同じ仕組みで、脳の神経細胞が、自己免疫による攻撃を受けたのではないかという仮説が、免疫学者のリード・ワレンによって提唱された。実際、自閉症スペクトラムの人や家族では、喘息やアレルギーなどの自己免疫の異常による疾患が多いことが知られ、この説の根拠となっている。

⑤ワクチン説

一九九八年、イギリスの消化器内科の医師、アンドリュー・ウェークフィールドは、三種混合ワクチン（ＭＭＲ）を受けた子どもの中に、慢性の下痢とともに、自閉症を発症するケースがあることを報告した。ウェークフィールドは、下痢による栄養障害を原因として疑ったが、その後、先に述べた自己免疫が関与しているとの説が出された。その後の研究で、ごく稀にそうしたケースが生じる可能性は残るものの、集団全体で見ると、ＭＭＲワクチンの接種によって、自閉症スペクトラムの発症が増加したという事実は認められず、要因としての関与は、極めて小さいと考えられている。

⑥周産期合併症説

自閉症では、妊娠中毒症や周産期合併症などを伴い、仮死分娩で生まれるケースが比較的多いことが経験的に知られていた。一部のケースに周産期の合併症が成因として関係していると考えられる。ただ、周産期の合併症や仮死分娩は、自閉症に限らず、知的障害や学習障害など、あらゆる発達障害の原因となり得るものであり、自閉症に特異的な原因とはいえない。また、産科的な合併症が原因で自閉症が引き起こされるというよりも、自閉症の子どもでは、産科的な合併症が起こりやすいのではないかとも考えられるようになっている。

⑦鉛など重金属説

自閉症児では、毛髪などに含まれる鉛の含有量が高く、鉛などの重金属が発症に関係しているとの説も唱えられている。水道管に鉛が使われていたこととの関連を指摘する報告もある。ただ、鉛の使用が制限されてからも有病率は増え続けており、数多くある要因の一つといえるかもしれない。

心理社会的要因も関係している

これまで、環境要因の中でも生物学的な異常を引き起こす物質的な要因に主に注目が集まってきた。自閉症の原因を「冷たい母親」のせいにした過去の教訓から、アスペルガー症候群などの自閉症スペクトラムについても、遺伝的、生物学的な異常が引き起こす問題と結論づけられ、養育環境などの心理社会的要因に原因を求めることはタブーとなったのである。

ところが、今世紀に入って、この「タブー」を一部見直す動きが出ている。遺伝的要因や生物学的要因が大きな割合を占めているのは確かだが、心理社会的な要因、たとえば、十分な関心や世話、適切な社会的な刺激を与えられたかどうかも、まったく無関係とはいえないことを示唆する事実が知られるようになったためである。というのも、虐待やネグレクトを受けた子どもに、自閉症スペクトラムと診断できる子どもが高率に見出されているのである。

また、アスペルガー症候群の中で、家庭内のストレスや発達初期に親との離別経験があると、行為障害や情緒的問題を示す割合が増えることが指摘されている。アスペルガー症候群が生物学的な基盤によって起きるということと、環境的な要因によって病状が悪化や複雑化することは、なんら矛盾しない。親は遺伝子を子どもに分け与えるだけでなく、親は子どもにとって最重要な「環境」でもある。親が気質的に、共感性が乏しく、温かい関心を子どもに注がないタイプの人であれば、遺伝的影響は環境的影響によって、さらに強められることになる。親が愛情深い人であったとしても、何らかの事情で親が子どもに十分関わることが妨げられ、子どもがあまり親身でない、機械的な扱いを受けたとしたら、結果的に同じことが起きるだろう。幼い子どもの母親であろうと忙しく働くことが求められ、子育ても上の空とならざるを得ない過酷な状況の下、現代の子どもたちは、知らず知らずのうちに、ネグレクトされた状態に置かれがちである。そのことも、このタイプの子どもの急増と無関係ではないように思える。

問題は幼い頃の養育だけに留《とど》まらない。社会性やコミュニケーションの能力が健全な発達を遂げるためには、年齢に応じた社会的な刺激や訓練、共感的な体験が必要である。それが不足した環境で育てば、遺伝的な要因がそれほど不利なものでなくても、本来の発達を遂げられなくなる。近年、小中学まで順調だったのに、年齢が上がってから問題が深刻化し、アスペルガー症候群と診断されるケースも少なくないが、こうした背景に、子どもの社会性、共感性を育むはずの環境の変質が関わっているように思われる。

ドイツで発見されたカスパー・ハウザーという青年は、幼い頃から塔に幽閉され、食べ物だけを与えられて育った。もともと知能に恵まれていたカスパーは、彼の事件に関わった司法官の手厚い保護と教育により、めきめきと回復し、行儀作法や高等教育レベルの知識さえも身につけることができた。だが、どうしてもカスパーが身につけることのできなかったものがあった。それは、その場の空気を読んだり、相手の気持ちを推し量ったり、ユーモアを解することであった。それが、まさに、アスペルガー症候群の特徴と一致することに驚かされるのである。カスパー・ハウザーはもともとそうした遺伝的特性のもち主だったのだろうか。それとも、偏った環境的な原因も、遺伝的要因と同じくらい決定的な影響を、社会性や共感性の発達に及ぼすのではないだろうか。

最近の研究は、愛情や安心、豊かな環境といった心理社会的な環境要因が脅かされると、神経レベルや遺伝子の発現レベルでの変化が起きることを明らかにしている。まったく同じ遺伝的素質や生物学的特性をもっている人でも、その人が育ち、暮らしてきた環境からの影響の積み重ねによって、脳はまったく別物になり得るのである。カスパー・ハウザーのケースは極端なものとはいえ、現代っ子たちも、かつては想像もできなかったような極端な環境で育っている。実際、幼い頃からビデオやテレビを長時間見ていた子で自閉症類似の状態が見られ、視聴を控えると症状が改善したという報告もある。どんな子どもも、人と滅多に顔を合わさず、表情のないロボットや画面に囲まれて育てば、間違いなくアスペルガー症候群になるだろう。

この症候群の負の側面が強まるのも、社会状況と無縁ではないと思われる。ハンス・アスペルガーがこの症候群を見出したのは、第一次世界大戦から第二次世界大戦へと向かう不穏な時代においてであった。この症候群に注目が集まる現代もまた、社会が混乱の色合いを深めている。妊娠中の女性も、幼い子どもたちも、時代の空気とは無縁ではない。高いストレス・レベルが、男性ホルモンを含む副腎皮質ホルモンの分泌を高めることは、よく知られている。それらは、当然、神経系の発達に影響を及ぼす。時代の緊張や社会の混乱も、過敏な彼らの成長に、直接、間接の影響を与えているのではないだろうか。

第六章 アスペルガー症候群と七つのパーソナリティ・タイプ

青年期から成人期に見られるタイプとは

アスペルガー症候群と一口に言っても、一人一人の特性や傾向はさまざまである。幼い頃から、傾向や個性の違いが見られるが、当然、年齢が上がるにつれてバラツキも大きくなる。その人の置かれた環境やその人が味わう体験によって、同じ気質をもって生まれていても、育ってくるパーソナリティは大きく異なる。たとえば、利己的か利他的か、自信があるかないかといった傾向は、後天的な体験と学習による要因が強いとされる。子どもの頃は、まだ未分化で輪郭が曖昧だったパーソナリティも、十八歳を過ぎる頃から次第に傾向が一定し、性格の凹凸がはっきりしてくる。子どもの頃に見られた積極奇異型、受容型、孤立型という三つのタイプは、より複雑多岐なタイプへと分化していく。

本章では、青年期から成人期以降において、アスペルガー症候群に見られやすい代表的なパーソナリティのタイプについて、それぞれの特徴や注意点を述べたい。アスペルガー症候群とパ

いう視点だけで、狭く見過ぎないことも大事である。パーソナリティの問題についてさらに興味のある方は、拙著『パーソナリティ障害』などを参照して頂ければと思う。

1. 他人に関心が乏しいシゾイドタイプ

他者に対して関心が乏しいことを特徴とするタイプで、孤立型から発展する場合が典型的である。世間から隔絶して過ごすことを好む。このタイプの人の理想は、森や山の中に、自分だけの住処《すみか》をつくって、そこで誰にも煩わされずに生活することである。金銭的欲望や名誉栄達にも関心が乏しい。このタイプと接する上で重要なことは、本人の聖域をみだりに侵さないことである。

哲学者のウィトゲンシュタインは、このタイプの代表だろう。隠遁《いんとん》者となることを真剣に考え、ノルウェーの寒村に質素な小屋で暮らしたこともあった。莫大な相続財産を放棄し、自らは小学校の教師となって、田舎の小学校に赴任する道を選んだ。彼の才能を惜しんだケンブリッジ大学の知人が、大学に戻るように説得に訪れても、関心を示さなかった。だが、結局教師としてもうまくやれず、職を追われてしまうのだが。

日本では、詩人の宮沢賢治がこのタイプの代表だろう。賢治は一生女性を知らずに過ごし、花巻農業学校の職を辞した後は、農場での貧しい暮らしに自ら飛び込んでいった。純粋に農民のことを思い、詩や童話、音楽を心の支えとして、聖者のような人生を全うしたのである。

2. 傷つくことを恐れる回避性タイプ

回避性タイプは、失敗し傷つくことに過敏なため、親密な対人関係やチャレンジ、決断を避けようとする傾向を特徴とするものである。受動型から発展する場合が典型的である。シゾイドタイプに比べると、社会適応は比較的よく、シゾイドのような浮世離れした、世捨て人的雰囲気はない。しかし、自分から積極的に関わることはせず、自分の感情や意思をあまり見せない。受動的な人生を目立たずに送ろうとする。

衝突を避けようとするため、自分が追い詰められるような状況にならない限り、攻撃的になることも稀で、人畜無害で気の優しいタイプだといえる。このタイプでは、自分の意思や気持ちを、はっきり口に出して言う習慣を、普段からつけることが大事である。

自分で決められない

二十二歳の男性は、就職の問題で悩んでいた。視線があまり合わないが、ハンサムで真面目そうな青年である。小さい頃から、自分から友達を誘うタイプではなかったが、誘われると、楽しく接していたという。中学以降も、趣味の共通する友達がいたが、学校の外で遊ぶということはなかった。数学が得意で、成績も悪くなく、高校、大学と順調に進んだ。ところが、就職活動を開始してから、一向に内定がもらえず、焦っていた。面接までこぎ着けても、ことごとく落ちてしまうのだ。その状況は、いつも似ていて、突っ込んだ質問をされたときに、自分の考えがぐらついてしまい、曖昧な答え方になってしまうという。はったりでもいいから、最後まで堂々と言い切ればいいとアドバイスされても、やはり本番になると、自信のない答え方になってしまうのだ。それには、能力の問題というよりも、普段からの行動パターンが関係しているようだった。男性は、小さい頃から、何事も自分で決めることができず、物を選んだりするのを、親任せにしていた。衣類も、未《いま》だに母親が選んで買ってきた物を着用している。たまに、自分で選ぼうとしたこともあるが、欠点ばかりが目について失敗したと思ってしまう。「結局、自信がもてないんです。自分が判断するより、人に判断してもらった方がいいと思ってしまうんです」と語る。

背景には、親の過干渉な養育や批判的な態度が関わっていることがうかがわれた。本人の気持ちを批判することなく受け止める習慣を培《つちか》い、何でも話せる関係を身近なところから築いていくことである。

3 発想豊かだが変わり者に見られるスキゾタイプ

スキゾタイプは、世間的な価値観や常識を超越したユニークさ、風変わりさを特徴とし、独特のこだわりや発想、インスピレーションに富む。周囲からは、変わり者、変人と思われがちだが、他人がどう思おうと、あまり意に介さない。積極奇異型から発展する場合がある。

単なる風変わりさで終わらないためには、現実的なアドバイスを取り入れ、現実化して考えることが大切である。

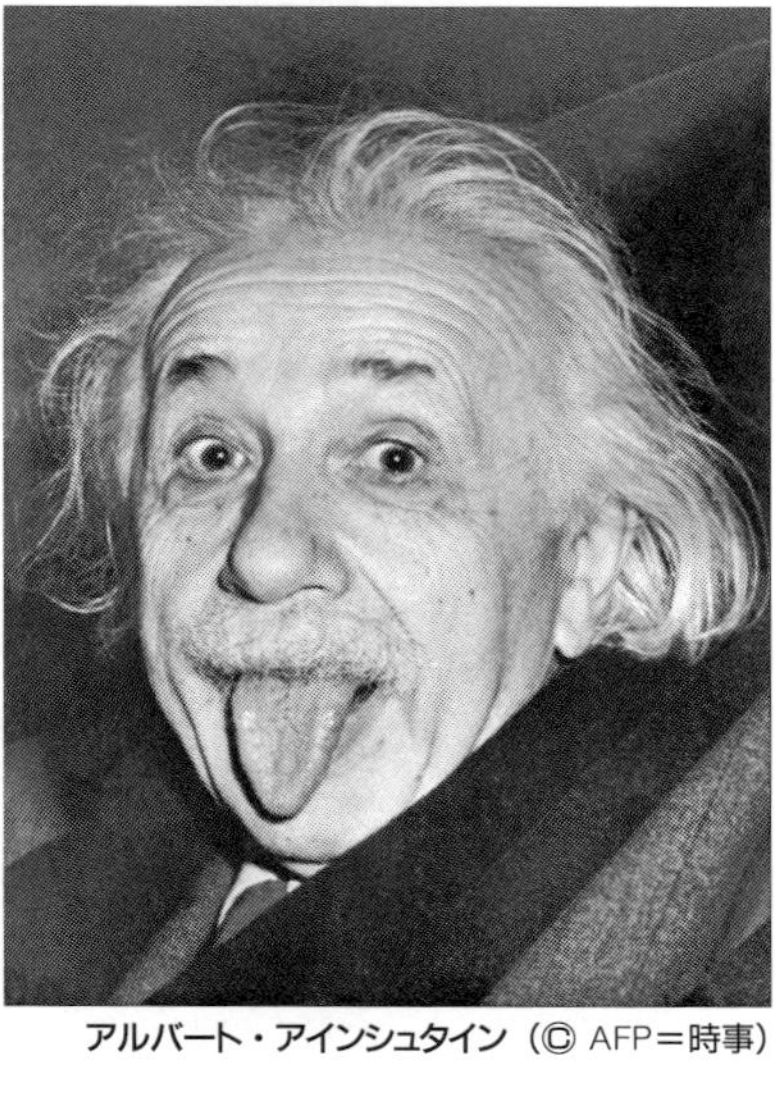

アルバート・アインシュタイン（© AFP＝時事）

相対性理論で有名な、理論物理学者のアルバート・アインシュタインは、このタイプの代表だろう。風采はかまわず、いつもボサボサの髪をして、ときどき子どものようにおどけた仕草をしてみせたりした。すっかり有名になってからも、意表をついたユーモアとその飾らない態度が、アインシュタインをいっそう人気者にした。

まったく無名で、アマチュア研究者にすぎなかった頃のアインシュタインは、昼間は特許局の地味な仕事をし、夜は脳みそ全開で、理論物理学の研究に没頭した。近くに住んでいた数学者リーマンのところに入り浸り、深夜まで議論した。リーマンは新婚ほやほやだったが、そんなことは一切、意に介さなかった。アインシュタインの漠然とした発想が、リーマンの数学的な明晰さに加わり、研究完成に至る上で不可欠な役割を果たした。

せっかくの優れた発想も現実離れしやすく、周囲への気配りを怠りがちなこのタイプでは、本人を理解し、現実的なアドバイスや支援を与えてくれる身近な存在が、社会とのつながりを維持し、もち味を発揮していく上で大きな助けとなる。

4. 細部にこだわる強迫性タイプ

強迫性タイプは、義務感の強さや融通が利かない頭の固さを特徴とし、決められたとおりにしないと落ち着かず、また、細かい部分に必要以上にこだわってしまう。アスペルガー症候群の診断基準のうち、反復的な行動やこだわりの強さの部分がよく該当し、社会性やコミュニケーションの問題が比較的軽いタイプだといえる。

しかし、社会性やコミュニケーションのスタイルにおいても、過度に形式的で、柔軟性に欠け、杓子定規になりやすく、しばしば相手の気持ちや事情を斟酌《しんしゃく》せずに、一方的にルールや自分のやり方を押しつけてしまいやすい。仕切りたがり、周囲を思い通りにしようとすることもある。しばしば技術者、専門家、管理職や官僚として有能な人材となり、活躍することも多い。仕事に没頭しすぎたり、責任感に押しつぶされてしまわないように注意が必要である。

電話を発明し、自ら電話会社を設立して成功を博したグラハム・ベルは、謹厳実直を絵に描いたような信念の人だった。人付き合いは好まず、成功してからも社交や家族との団らんには関心がなく、孤独に研究を続けた。ベルが電話を発明することとなった経緯には、深い必然性があった。彼の母親も妻も聾唖《ろうあ》者であり、彼の父は、聾唖教育の先駆け的な人物だった。ベル自身も、聾唖教育に携わる傍ら、いつか聾唖者が不自由なく聞いたり話したりできることを実現するために、音声学の研究に没頭したのだった。その中で、彼は音声を電流に変え、再び音声に変える仕組みを発明するのである。ベル電話会社は急成長を遂げ、莫大な財をなしてからも、彼は贅沢な生活を好まず、以前と変わらず質素に暮らそうとした。彼にとっては、雑事に邪魔されず、同じ生活パターンを守って、日々の研究に打ち込むことが、何よりも贅沢だったのである。

5. 自分が大好きな自己愛性タイプ

自己愛性タイプは、誇大な万能感と傲慢さ、他者に対する共感性の乏しさを特徴とするもので、自分が特別で一番でないと気が済まず、賞賛されることへの欲求が強く、自分より劣っていると思う他者に対しては、傲然と見下した態度をとる。

アスペルガー症候群では、共感性の乏しさとともに、誇大な万能感や自己特別視が伴うことが少なくなく、そうしたケースでは、青年期以降も、自己愛性の強い傾向をもち続けることがある。高すぎる理想や過度の完璧主義、超人的な存在への憧れ、弱者への軽蔑、冷酷さといった特徴が見られやすい。このタイプの人は、その誇大な自己愛によって、ときに世間をあっと言わせることを、よきにつけ悪しきにつけ行うことがある。

このタイプの人は、生物学的な資質に加えて、溺愛と愛情不足の入り交じった歪《いびつ》な環境で育っている。ある領域で、あるいは、ある時期において、優れた能力のもち主として認められているが、他の面で、あるいは別の時期に、挫折や屈辱的な体験を味わい、それに補いをつけるために、一層過剰なプライドをもつようになったという場合が多い。

このタイプは不可能を可能にし、大を為すポテンシャルをもっているが、誇大な自己像が膨らみすぎて暴走を起こさないように、現実とのバランスをとることが大事である。

作家の三島由紀夫は、多くの識者から自己愛性パーソナリティ障害が指摘されているが、発達面から見れば、彼もまたアスペルガー症候群の傾向を抱えていたといえる。三島は虚弱で、兵隊検査に不合格になったほどで、身体的な劣等感を抱えていた。中学の頃には、異常なほどの語彙をもち、すでに硬質な文体の片鱗が見られる。三島の作品の登場人物は、多くの評者が指摘しているように、作り物のようで、人間的な自然さや情愛に欠けている。過剰なまでの完璧主義や研ぎ澄まされた美意識、秩序へのこだわりは、このタイプに特徴的な感性の存在を示している。自衛隊占拠から切腹にいたる最期の事件も、このタイプの人による犯罪の系譜に位置づけられる。

6.アイデンティティが揺れ動く境界性タイプ

境界性タイプは、気分や対人関係、認知、アイデンティティが激しく揺れ動くことと、根深い自己否定を抱え、自分を損なう行為を繰り返すことを特徴とするタイプである。情動的な表現力に長けた境界性タイプとアスペルガー症候群のような自閉症スペクトラムは、対極的な状態と考えられがちだが、実際には、両者が合併することはそれほど珍しくない。このタイプが認められる大部分のケースでは、幼少期に見捨てられ体験や愛情不足、虐待やネグレクトを経験している。このタイプは、児童施設や少年施設で、よく出会うタイプでもある。親との間に強い葛藤を抱え、しばしば自傷や自殺企図、自らを貶《おとし》める行為を繰り返す。解離状態（記憶が飛んだり、別人格が現れたりする状態）を伴うこともある。

『自閉症だったわたしへ』を書いたドナ・ウィリアムズは、明らかにこのタイプに属している。ドナのケースには、自閉症には一般的とはいえない点がいくつかあるが、その一つは、ドナが自らの体験を描く瑞々《みずみず》しい感性と表現力であり、もう一つは、ドナが母親との間に強い葛藤を抱え、母親に対する否定的な思いを書き連ねていることである。それらは、「自閉症」的ではなく、むしろ、「境界性《ボーダーライン》」的な特徴である。ドナは母親に繰り返し言われた言葉を記している。「あなたはわたしの人形《ドリー》なのよ。だからあんたを殴ろうが壊そうが、わたしの自由よ」、さらにドナはこう綴る。「虐待された子供でも、親にはそれなりの愛着をもつものだという。だが、わたしの場合は、そのようなものを感じたことは、一度もなかった」と。父親についても、彼女はこう記す。「だが彼は――素敵な物のお話をたくさんしてくれた父は――その後、わたしを棄てた。何年も後に、わたしはもう一人の彼に出会った。その人のことを、わたしはとても好きになったが、それが小さい頃にわたしをかわいがってくれたのと同じ父だとは、なかなかわからなかった」

この本には、自閉症的な要素と、まったくそうでない要素が混じり合っている。ドナのケースを「自閉症」として理解すると、それは「誤解」を生むかもしれない。しかし、愛情不足と虐待の中で育った境界性タイプの自閉症スペクトラムとして理解されれば、それは典型的だといえる。

7. 思い込みに囚われる妄想性タイプ

妄想性タイプは、他者を信じられず、信じていい人にさえ裏切られるのではないか、傷つけられるのではないかという思い込みに囚われるタイプである。妄想的な信念に囚われ、過激な行動に出ることもある。頻度は高くないが、アスペルガー症候群やその傾向がベースにあって、このタイプのパーソナリティに発展することがある。多くの場合、虐《しいた》げられ、否定され続けてきた体験や裏切られた体験をして、人は不快で、自分を攻撃し、否定するものというネガティブな記憶が刷り込まれている。

このタイプは、約束やルール、秩序といったものを重んじ、律儀で几帳面な面を併せもっていることが多い。それも、ベースにアスペルガー症候群やその傾向があったと考えると、自《おの》ずと納得される。このタイプの人と接するときには、軽い気持ちで口約束をしないように気をつける必要がある。本人にとっては、いったん口に出された言葉は、不変の事実として受け止められてしまい、言を違えたりすれば、それはもう重大な裏切り行為として受け取られてしまう。

フィッツジェラルドによると、アドルフ・ヒトラーもまた、アスペルガー症候群が推定されるという。ヒトラーは対人的に不器用で、友達もおらず、人と体が触れることさえ嫌う近寄りがたい人物だった。一つのことに没入し、まったく融通が利かなかった。ぎこちない、型にはまった身のこなし、甲高い声、格式張った喋り方の演説といったものは、チャップリンが『独裁者』でデフォルメして真似するまでもなく、不器用さを形式で補おうとする、このタイプの人の典型的な戦略として見られやすいものである。子どもの頃のヒトラーは、絵を描くのが好きな空想好きの少年だった。父親から、過度に厳しく、否定的な扱いを受けて育ったことも、彼の人格形成に影響しただろう。親はもっと手堅い職業に就くことを望んだが、アドルフ青年はウィーンの街で画学生となることを選択した。細々と絵はがきを売って生活していたこともあった。だが、彼の画業は成功することなく、夢破れたヒトラーは、軍隊に入り、そこで名を上げる。軍隊の構造化された環境が、彼には合っていたのだろう。除隊後は、社会への不満を、政治活動で解消するようになる。やがて彼は、過激なアジ演説で頭角を現していくのである。彼は相手と自然に会話するということがなく、普段話しているときも、一方的に「演説」してしまうのだった。彼は権力を手に入れるにつれ、疑り深さや秘密主義といった妄想的な兆候を強めていく。ユダヤ人の迫害と民族浄化という考えは、妄想信念として理解される。

最近の「誰でもよかった」といった無差別殺人の犯人にも、こうした傾向がみられる。このタイプでは、劣等感や挫折感と、それを補うために膨らんだ、現実感を欠いた万能感が同居しており、傷つけられた思いを、復讐のための「計画」を実行することで晴らそうとする。思い込みの強さと行動の徹底性によって、通常なら途中で思い止《とど》まることが、最後まで完遂されてしまう。だが、それは、アスペルガー症候群によると言うよりも、彼らが受けてきた否定的な体験や孤独な環境によって、傷つけられ、追い詰められた結果なのである。

第七章　アスペルガー症候群とうまく付き合う

第一節　枠組みをしっかり作り、ルールをはっきり示す

ルールや約束事を明確にし、一貫した対応を

アスペルガー症候群は、社会的常識がわかりにくく、自分の気持ちや欲求しか見えなくなりがちで、相手の都合や反応に関係なく、一方的な行動に走ってしまいやすい。こうした事態を防ぐ上で有効な方法は、最初にルールを設定し、それをできるだけ明白な形で提示しておくことである。このタイプの人は、すでに述べたように、ルールや約束ごとに対しては、守るべきものだという意識を強くもっているので、はっきりとしたルールがあった方が、行動しやすいと感じる。一定のリズムとルールを維持しながら生活した方が、快適に生活できるし、高い生産性を保つことができる。その意味で、このタイプの人にとっては、自分の果たすべき役割や

仕事は、とてもよい生活のペースメーカーとなってくれる。それが失われた途端に、ペースを乱してしまうということがよくある。

いったんルールが決められると、気まぐれな変更や場当たり的な対応は、このタイプの人を混乱させるばかりである。一貫した対応をとることが大事である。最初は乗り気でなくても、習慣として定着すると、それを続けることに安心感を覚えるようになる。家庭でも、生活のスケジュールややり方を一定したものにして、それを、よく見えるところに貼りだし、次に何をするかの見通しが立ちやすくするとよい。

ルールの矛盾に対する苛立ちにどう対応するか

ルールを守ったり守らなかったり、守らせたり守らせなかったりという首尾一貫性のなさは、このタイプの人の苛立ちの原因の一つである。このタイプの人はそうした状況を矛盾だと感じ、その曖昧さに怒りを感じる。そのことに強くこだわり続けることもある。

一つの環境と別の環境の間で、ルールが異なるという場合もある。これまでのルールと、新しいルールで、違いが生まれることもある。そういうとき、アスペルガー症候群では、混乱やトラブルを起こしやすい。

では、こうした状況に対して、どうすればよいのだろうか。

まず、できるだけルールの不統一や齟齬《そご》を減らし、首尾一貫した対応を行うことで、本人が安心できる環境を整えることは言うまでもない。家庭と学校の間のルールの違いを、できるだけなくすという対応も有効だ。

だが、社会で実際に生活する場合、そうした環境ばかりを望むことは困難である。学校や職場でも、本人の特性に合わせた配慮を、ある程度してくれたとしても、その配慮は完璧なものではない。ましてや激しい競争にさらされている企業に、そうした配慮を求めることは、現実問題として難しい。企業社会の中で生き抜いていくためには、矛盾したルールや一貫性に欠ける曖昧な環境に対しても、ある程度対応できるスキルを身に着ける必要がある。

そのためにも、本人が矛盾だと感じたり、対応が一貫していないと思ったりして、不満をもち込んできたときに、それをスキルアップのために活かす方向に用いる必要がある。

たとえば、自分が話しかけると、今はそういう話をする時間ではないと言われたのに、別の人が話しかけると、ふつうに話をしているのを見て、自分にだけ対応が違うと感じ、ストレスを覚えたとしよう。ところが、本人は自分が話しかける際に、何の断りもなく用件を切り出して、相手に不快な印象を与えたことに気づいていない。本人が矛盾だ、理不尽だと感じる出来事は、大抵その前の段階で、自分の方が虎の尾っぽを踏んで、原因を作っている。そのことに気づかずに、相手の反応だけにこだわり、トラブルに発展するという場合も少なくない。

第三者が指摘しない限り、本人は自分の過ちに気づかない。ここで、いくら本人を擁護したところで、本人のスキルアップにはつながらない。状況を繙《ひもと》いて、何が相手のそうした反応を招いたのかを考えていくことが大切だ。その場合、鍵を握るのは、人間の社会は、言葉のルールだけでなく、暗黙のルールによって運用されているということを学ばせることである。

暗黙のルールも、具体的に説明する

このタイプの人は、言外の意味やニュアンスというものがわかりにくい。言葉を、まさに文字通りに受け取ってしまう傾向が強い。かなり知能や教育程度の高い人でも、このタイプの人は、口にしている言葉と、本当の意図が別だということが理解できない。

社会性の長けた人にとっては、揉まれて成長する中で、言葉で語られたことだけでなく、言外の意味や意図を読み取り、相手の意向と調節しながら、自分の意思を表明したり願望を実現していく術を身につけている。しかし、アスペルガー症候群の人は、元々そうしたことが苦手な上に、もっと別のことに興味や関心を注いでしまうため、言外の意味や暗黙のルールを察知できず、語られた言葉だけに囚われてしまいやすい。

このタイプの人と接する場合や、そのスキルアップを図る場合にも、普通なら暗黙の了解でわかり合える部分も、曖昧さが残らないように明確な言葉で説明することが基本である。

「人に会ったら、笑顔で相手の目を五秒間見る」「女性と話をするときは、相手の年齢の話や性的な話はしない」といった極めて具体的な形で呈示されるほど、アスペルガー症候群の人は頭に入りやすい。できれば、そのルールの理由も説明するとよい。

アスペルガー症候群の人は、ルールとして明示されると、非常にやりやすいと感じる。なんだ、そういうことだったのかと、腑に落ちてもらえる。人間と人間の関係においては、こういう暗黙のルールがあるのだと、はっきり教えられると、それに従って行動できるようになる。

「その日、初めて会ったときは、一言喋りかけると、相手のことを尊重していることが伝わる」「一緒にいるのに、ずっと一言も喋りかけないと、相手は無視されたと思う」「どんなに正しいことを言っても、相手を怒らせたら、相手はあなたの正しさを認めてくれない」といったルールである。

常識的なことも、このタイプの人には、なぜ、そうなっているのかが理解できなかったりする。理由とともに、一つひとつの約束事を説明する。

視覚的サインを用いる

このタイプの人は、聞き取りの能力が弱い。わかっているようでも、あまり理解できていないということがよくある。口頭だけでは、話が頭に入りにくいのである。

このタイプの人とうまくやっていく一つのコツは、何でも視覚化することである。自閉症の施設に行くと、各人の机のところに、写真や絵入りの日課表のボードが掛けてある。ボードはマグネット式で、その日の予定に応じて、それぞれの日課を表す絵や写真を入れ換えられるようになっている。これは、ノースカロライナ大学で開発され、広く普及している自閉症の治療プログラムTEACCH《ティーチ》の中心的なコンセプトを端的に表現している。つまり、言語的な説明ではなく、視覚的、空間的な説明を行うことで、生活の仕組みをわかりやすく示すということである。なお、TEACCHとは、Treatment and Education of Autistic and related Communication-handicapped Children program（自閉症および関連するコミュニケーション障害をもつ子どもの療育プログラム）の頭文字をとったものである。自閉症の人は、言語的な能力が弱い一方で、視覚・空間的な能力に優れている。ところが、通常の世界は、何事も言葉で説明がなされる。それでは自閉症の人には、外国に住んでいるようなものである。そこで、具体的な絵や写真で説明することで、自閉症の人にも理解できるものとなる。

言語的な能力が優れているアスペルガー症候群の人にとっても、このコンセプトは応用性をもつ。違いは、視覚化するのに、図や写真ばかりでなく、文字や文書も使えるということである。予定や日課やルールを視覚化するだけで、このタイプの人は動きが取りやすくなる。指示や説明をするのにも、口頭だけで済ませるのではなく、常に視覚化して図や文字にして説明すると、誤解の危険が減る。トラブルを防ぐには、口約束ではなく、文書化して、「契約書」を作る手間を省かないことである。口頭の言葉だけでは、空返事だけで、あまり理解していないということが起きかねないのである。

本人の側でも、もちろん努力が必要だ。受容性言語能力の弱点を補うには、すぐにメモをとる習慣をつけることである。いつもメモ帳を携帯して、それにすぐ書き留めていく。相手が、メモをとっていることを気にする素振りを見せた場合には、「とても大事なお話なので」と一言断る。そう言われて、悪い気がする人はあまりいない。メモをしていることによって、相手も話すスピードをゆっくりにしたり、整理して話そうとするので、いっそう理解しやすくなるし、相手の話す内容を書き取ることで、質問すべきことも出てきやすくなる。メモをとること自体が、受容性言語能力を補うだけでなく、聞くことと書くことを同時進行ですることにより、非常によい脳のトレーニングにもなる。メモしたことは、すぐ後で、整理し直す習慣をつければ、情報が蓄積されやすいだろう。

第二節　過敏性に配慮する

何気ないことが不快に感じることも

先述のように、このタイプの人は感覚が過敏である。そのため、周囲の人には、何でもなく思えるようなことも、このタイプの人には、非常に苦痛に感じられることがある。生活、学習、仕事のいずれにおいても、本人のパフォーマンスを上げようとするならば、この点を理解して、本人にとって居心地のよい環境を整えることが重要である。周囲の物音や声、人の動き、匂いや目に見えるものが気になって、まったく集中できないという場合もある。他の人には、まったく気にならないことが、本人にとっては、引っ越しするか、学校や会社を辞めなければならないほど深刻な問題になることを理解する必要がある。

感覚の過敏さが、職業生活でも、しばしば困難を引き起こす。周囲の雑音、声、ＢＧＭ、人の動き、照明や画面のちらつき、明るすぎる光、ローションや香水の匂い、人との身体的接触や窮屈なワイシャツさえも、頭痛がし、思わず身をすくめ、吐き気を催してしまうほど不快であるだけでなく、集中力や思考力を奪ってしまう。

そのことを本人はなかなか言い出せないため、極限まで我慢し、疲れ果てて、理由も言わずに辞めてしまうということになりがちだ。パニック障害になることもある。それによって企業は、優れた人材を失うことになるかもしれない。

本人がリラックスして過ごせるように、静かで、ゆったりとした環境に整えることができれば、それに越したことはないが、なかなかそうばかりもいかない。多少難のある環境にも適応できるように、工夫や努力も必要になってくる。物音や声に敏感な場合は、耳栓（イヤーフレックス）を使うのも一法である。そうした物が使えない場合は、いったん席を外し、一息入れてみるのもよい。また、耐性をつけるという意味で、普段から静かすぎるところにいすぎずに、雑音に触れることも大事である。苦手な音を録音し、それを繰り返し聞いて、脱感作《だつかんさ》（徐々に慣れさせて、拒絶反応を取り去ること）する方法もある。視覚の過敏な人では、色やフィルターの入ったレンズを使うのも一つである。

本人の秩序をみだりにかき乱さない

このタイプの人は、慣れた環境ややり方が変わることに対して、柔軟に対応できず、不適応を生じやすい。幼児期や学童期には、新しい環境に強い不安を抱いて、馴染むのに時間がかかるということが多い。環境の変化を機に、問題行動や症状が出現することも少なくない。入学、進学やクラス替え、担当者の変更なども、心身の状態に影響しやすい。大人になってからも、その傾向は続き、配置転換や昇進によって仕事内容が変わるとか負担が増えると、対応しきれなくなり、不安症状やうつ症状、身体的な症状となって現れることにつながりやすい。

したがって、このタイプの人は、環境や状況の変わり目において、特にストレス管理に注意し、適切なサポートを与えるように配慮する必要がある。こうした時期には、甘えが強まったり、不機嫌や不満が増えがちであるが、それだけストレスが増していることを理解し、無理やり我慢させるような態度で応じるのではなく、普段以上に優しく接し、わがままを聞くことも一時的には必要だろう。

大人の場合は、自分で耐えようとしてストレスをため込んでしまうことも多いので、「少し無理していない？」「仕事が変わって、やりにくいんじゃない？」と水を向けて、不満や愚痴を言いやすくすることが、ストレスの緩和に役立つ。

このタイプの人の能力を活かすには、あまり環境を変え過ぎず、同じポジションでじっくり一つの分野や仕事に長く取り組ませるのが、生産性を高く維持するコツである。

職場の活性化や、負担の公平化のために、企業や組織にとって、配置転換はごく当たり前のことととなっている。ただ、このタイプの人にとっては、配置転換したばかりに、効率や生産性が向上するどころか、著しく低下し、病気にしてしまうということが起こりかねない面をもつ。同じ部署で、同じ仕事を続けていれば、問題なく能力を発揮し続けていたことを考えると、企業、組織にとって、むしろマイナス面が大きいともいえる。このタイプの人は、自分に合った仕事でないと感じると、さっさと辞めてしまうことも多い。優秀な能力を備えた人ほど、その傾向が強いともいえる。

企業の創造性や将来の可能性が、このタイプの人の能力に大きくかかっていることを考えると、一律に配置転換するという発想は、馬鹿げているといえるだろう。こうした認識が今後広まれば、このタイプの人の能力は、もっとうまく活用されるようになるだろう。

第三節 本人の特性を活かす

本人の特性にあった役割を与える

このタイプでは、子どもであれ大人であれ、優れた能力をもっている場合でも、それを自分から上手にアピールすることができず、変わり者扱いされたりして、せっかくの才能が踏みにじられるような状況になっていることも多い。その人の、ぼんやりして、愚直で、不器用そうな印象と、同じ人の優れた仕事や秘めた才能のギャップに、周囲の人はしばしば驚くことも多いのだが、残念ながら、それに気づかれさえしないことも少なくない。

上に立つ者や指導的立場の者は、その人の優れた特性の理解者や賞賛者になることが重要である。その上で、その知識や能力を活かす役割を、ぜひやって欲しいと依頼したり、その領域について、他の人に教えて欲しいと指導を頼んだりすることが、しばしば本人の孤立を防ぎ、能力を引き出し、社会性の面でもスキルアップするきっかけとなる。もちろん、無理強いは禁物で、適切なバックアップが必要だ。このタイプの人で、成功者となったケースでは、よき理解者に出会えているのである。

その人がもつ特性を活かすことで、備わった他の可能性を広げることにもつながる。特技や優れた特性は、そのきっかけや足場となってくれる。どの領域であれ、本人の関心のある領域を起点に、同じ趣味や関心をもつ人たちと交流をもつことは、社会性を高めていく大きなチャンスになる。得意なことを人に教えたり、人のために役立てる体験も、可能性を広げる上でよいチャンスになる。

マルチタスクよりも、一つの分野で勝負

このタイプの人は、いくつかの仕事を同時進行的に器用にこなす（マルチタスク）ということが極端に苦手である。二つのことを一度にしようとすると、能率は半分どころか、四分の一以下になってしまう。いろいろ色気を出すのではなく、自分が本当に得意とするもの一本で、真剣勝負をすべきである。勉強でも、五教科を満遍なくやることを求めることは、このタイプ

の才能を伸ばすことにはつながらない。本人がその必要性に気づいて、苦手な科目も取り組むのは意味があるが、無理強いしたところで、益々嫌いになるだけである。それよりも、得意教科に磨きをかけた方が、将来につながる。誰にも負けない技術や専門分野を一つ身につけることこそ、このタイプの人を真の成功へと導く。

雇用する側においても、このタイプの人に器用さやマルチタスクを求めるべきではない。そんなことをすれば、生産性を落とした挙げ句、潰してしまうだけである。

こだわりの部分と正面衝突しない

アスペルガー症候群の人に接する上で、頭に入れておかなければならない特性の一つは、このタイプの人は、相手や周囲に合わせることよりも、自分のこだわりや関心を優先する傾向が強いということである。多くの常識的な人は、相手に合わせたり、相手の気持ちや意向を汲んで、それに抵触しないように発言したり行動しようとする。たとえ、相手と意見や考えが食い違っている場合も、相手を傷つけたり、気分を害さないように何らかの配慮をする。

ところが、このタイプの人は、相手の意向や気持ちというものが、ほとんど視野に入らず、自分の主張していることの正しさや自分が関心をもっているか否かということだけが基準となって反応するため、相手にとっては、ぶっきらぼうな、とりつく島もないような返答をしてしまい、無神経で、自分勝手な態度をとる人と受け取られてしまいやすい。

しかし、その場合も、本人に悪意や自己中心的な考えがあるわけではなく、本人は至って正直に、自分の気持ちや判断を述べたに過ぎないのである。このタイプの人にとっては、正しいことや真実というものは、相手への配慮や感情によって都合よく変わるものではなく、どういう状況でも不変のものとして捉えられている。相手を喜ばせようとして、あるいは、周囲の空気や期待に沿おうとして、自分の考えや真実と信じていることを歪めたりすることの方が不誠実なのである。

多くの常識的な人にとっては、決まり事や真理や信念というものも、相手の意向や状況に応じて微妙に変化し、運用の仕方を変えていくわけであるが、そうすることが、このタイプの人には、むしろ正義にもとる行動に思えてしまい、なかなか受け入れられないのである。そこに、変化に対する不安の強さが加わることで、余計に自由な身動きを奪ってしまう。

したがって、このタイプの人を、情に絡めて説得したり、こちらの熱意に応えて関心や意欲を出してくれることを期待すると、肩すかしを食らうことになりやすい。本人が仕方なく応じて動いている場合も、本人の中では、無理やりさせられたという被害的な思いが募っている場合もある。こだわりの部分と正面衝突しても、あまり生産的な結果にはならないので、本人の流儀や考えを尊重しつつ、本人の関心をうまくかき立てる工夫が必要である。

ソニーの創立者の一人である井深大《いぶかまさる》氏は、子どもの頃から科学少年で、当時、難関校だった神戸一中に進んだ秀才だったが、その井深氏も、一年留年するという憂き目に遭っている。原因に、漢文の教師との対立だった。漢文は、ご存じのように、返り点をつけて読み下すが、元来の中国文は、白文と読ばれる漢字だけの文章であり、前から順番に読んでいくのである。井深少年は、白文で読むべきだと主張し、読み下し文を教えようとする教師と衝突したのである。彼はこだわり続け、ついに試験の答案を白紙で提出してしまったため、落第となったのである。

このことは、井深少年の学問に対する情熱を削《そ》ぎかねない危機を招いたようだが、それを救ったのは、無線に対する興味と情熱だった。実父を早く亡くし、母親の再婚先で中学時代を暮らしていた井深少年だったが、無線機の製作やバッテリー代にかかる高額な費用を、文句一つ言われずに捻出してもらっていたという。そうした母親の理解と応援があって、彼は才能を開花させていくことができたのである。

第四節　弱い部分を上手にフォローする

時間の管理が下手

このタイプの人は時間の観念というものが、まるで抜け落ちていることが珍しくない。十分な時間があったはずなのに、ぼんやり物思いに耽ったり、他のことに気をとられたり、どうでもいい細部にこだわったり、しないでもいいことをやっているうちに、肝心なことをする時間がなくなってしまうということは、しばしばである。このタイプの人は、時間が経過することを、ときどき忘れてしまうようだ。最近は、タイムエイドと呼ばれる装置が開発され、このタイプの人の時間の管理が容易になるように工夫されている。

タイムリミットを設けていても、大抵ぎりぎりにならないと、取りかからず、瀬戸際になって徹夜仕事をするというパターンを繰り返していたりする。遅刻の常習者が少なくなく、待ち合わせの時間や大切な会議、列車、飛行機の時間にも、遅れてしまったりする。このタイプの人と付き合う上で、その点を予《あらかじ》め頭に入れておかないと、大変な目に遭うことがある。計画表や日課表を作り、デジタルの大きな時計を置き、絶えず時間を視覚化することが助けになる。

もちろん、その逆の人もいて、極めて時間に正確な、哲学者カントのような人も珍しくない。

厳格すぎるかルーズか、両極端に分かれるといえるだろう。

助けを求めるのが苦手である

アスペルガー症候群では、子どもであれ大人であっても、深刻な問題や苦しい状況が生じているのに、必要な助けを求めることができずに、自分の中で何とかしようとして、限界を超えるまで我慢し、追い詰められてしまうということが多い。ソーシャル・スキルのある人ならば、問題が生じると、早め早めに相談し、助けを求めることで、問題解決をはかると同時に、自分のストレスを減らすことができるが、このタイプの人は、それが器用にできない。

子どもの頃であれば、それが不機嫌や癇癪として現れたり、問題行動や体の症状として出たりする。思春期以降は、症状はさらに複雑化し、さまざまな問題行動や精神的な症状となって現れることも多くなる。大人では、うつ状態や不安障害、心身症という形で表面化しやすい。近年、うつ状態や不安障害で精神科を受診する人に、アスペルガー症候群などの軽度発達障害があるケースが目立つようになっている。

こうしたことを防ぐためにも、小さい頃から、問題や困ったことがあったときは、助けを求めることができるように、日頃からスキルを身につけさせておくことが大事だ。ただ、それを言葉に出して言わせようとすると、どのタイミングで、どんなふうに切り出したらいいのかがわからず、スムーズにいかないこともある。その場合は、助けが必要になったときに、一定のサインを決めておいて、それを示す方法が有効である。教室などでよく使われる方法は、SOSカードを用いたり、決まったジェスチャーや机の上に特定の物品を置いたりすることである。

学校や企業でも、カウンセラーや専門スタッフの相談窓口が整備されてきているが、相談に行けなければ、活用することもできない。助けが必要なことを察知して、窓口に繋《つな》いであげる仲介役が必要である。その意味で、上司は部下のメンタルヘルスに、ある程度責任をもつことが望まれる。ネットやケータイからでも相談できる仕組みを整えることは、このタイプの人にとっては、最初のアクセスをしやすくするだろう。

技術的に優れていても、マネージメントは不得手

このタイプに非常に多いのは、一技術者として働いていた間は、何事も問題なくやれていたのに、年齢が上がり、チームリーダーや管理職として仕事をせざるを得なくなったとき、途端に、仕事がこなせなくなってしまうという状況である。ストレスのために、うつや心身症などになってしまうケースも多い。雇用する側も、このタイプの人の特性をよく理解し、マネージメントの仕事を無理にやらせないことも破綻を防ぐことにつながる。本人の側も、そのことをアピールする必要があるだろう。ただ、リスクも伴うが、成長の機会となることも事実である。

このタイプだった人も、リーダー的な役割を果たしていく中で、社会的スキルをみがき、円熟していくということも多い。一度は思い切ってやってみるというのも、大事だろう。やるとなった場合には、さまざまな工夫を凝らし、管理能力や実行機能の乏しさを、うまく補っていくことが必要である。その重要な武器は、何事も視覚化して管理することであり、動きやすいシステムを作り上げることである。

また、部下の意見を聞き、仕事を任せ、まめに評価を与えて、手足となってもらえるように、味方につけることである。うつになってしまうパターンで多いのは、自分で何もかもやろうとして、部下に任せることができないという場合である。

統合能力の弱さは明白な指示で補う

軽度のアスペルガー症候群や自閉症スペクトラムがある場合、ある特定の領域の技術者として仕事をしていたときには、さして問題なくやれていたのに、自分の知らない領域のこともカバーしないといけなくなったり、自分の仕事だけでなく、総合的な立案や管理も並行して行わなければならなくなると、途端にパフォーマンスが低下してしまうことが多い。その背景に、しばしば見られるのは、統合能力の弱さやマルチタスクに対応できないこと、相手の指示や意図を的確に理解できないことがある。

大手一流メーカーに勤務する四十代初めの男性は、配置転換で設計部門から管理部門の仕事に移った頃から、仕事が負担に思えて、次第に出社することが苦痛になり始めた。ついにはうつ状態に陥って、休職してしまった。うつ状態は回復して職場に復帰したが、最初は順調だったものの、再び仕事に支障を来《きた》し始める。その状況を詳細に検討した結果、次のような問題点がわかった。本人は、物を作ることはとても好きで、知識も豊富だが、長い文書を作成したり、会議で意見を言ったりすることが不得手であった。会議でかわされるやり取りについていけず、即座にどう答えたらいいのかわからないのだった。目的ややり方がわかった仕事であれば、生き生きとこなすことができるが、自分で計画し、方法を考えながらとなると、躓いてしまうのだ。他の能力に比べて、統合的な能力が弱く、実行機能の低下や言語の聴き取り、理解の面でも支障を来していることがわかってきた。

そこで、次のようなアドバイスを行った。何事もできるだけ書いて考え、手順を図にして表す。聞いたこと、教えてもらったことは、すぐにメモに書き取り、それを見ながら考える。また、上司の協力も得て、できるだけ具体的な指示を与えてもらうことにした。産業医が間に入って調整してくれたことで、上司の理解も得られ、本人は非常に仕事がしやすくなり、仕事が楽しいと感じられるようになった。

統合能力に問題がある場合には、それを視覚化して、つまり文字や図に書いて、思考することが大いに助けになる。また、漠然とした指示ではなく、できるだけ具体的な指示を与え、それが本人にちゃんと理解されているかどうかを問い返し、もし理解が十分でなければ、さらに嚙み砕いて、よりわかりやすい、明白な指示を与えることが、時間の浪費を防ぐことにも、本人の能力を活かすことにもつながる。

第五節 トラブルを力に変える

メリハリのある対応が大事である

社会的な場面で、問題行動が起こることも少なくない。悪気なしに人の邪魔をしたり、相手にお構いなく自分の話をし続けたり、思い通りにならないと攻撃的な言動に出たり、自分の欲求のままにダイレクトに行動しようとしたりすることもある。幼いときには、物を投げる、人を叩く、大きな声で叫ぶ、暴言を吐く、パニックになる、自傷行為をする、といった問題行動に走ることも珍しくない。青年期以降では、親しい人に対して感情や支配欲求をコントロールできず、家庭内暴力や恋人への暴力、独りよがりな恋愛やストーカーまがいの行為などが見られやすい。

こうした問題行動を防ぐ基本は、曖昧な言い方を避け、明確なルールを示し、本人にとって予測がつきやすく、対処しやすい状況を作ることである。さらに、好ましい行動は褒め、一歩外れた行動に対しては、はっきりと拒否を示す。

トラブルが生じた場合には、大抵、曖昧さから何らかの誤解が生じている。ルールを再確認すると同時に、そこから、もっと適切な対処の仕方を学ばせるという対応が望まれる。

しかし、激しい行動が目の前で起きると、誰もが焦り、どうにか早くそれを止めようと思い、その行動だけに目が向かいがちである。その目的のためだけに、本人の欲求を即座に満たそうとしたり、逆に、厳しく叱ったり、力尽くで止めさせようとしがちである。しかし、そうした近視眼的な対応は、その場では収めることができたとしても、その行動を強化してしまい、長い目で見ると、エスカレートさせてしまうことも多い。

それを防ぐためには、問題行動に対して周囲が過剰反応しないように冷静な対応を心がけることが求められる。ときには、まったく無視した方がよい場合もある。問題行動が繰り返される場合の対応については、第十章の、機能的行動分析の項目で詳しく述べることにする。

第八章 学校や家庭で、学力と自立能力を伸ばすには

子ども時代に身につける大切なこと

家庭、学校での生活がスムーズにいき、その子にとって実りのあるものとなるためには、その子の特性をよく知った上で、生じてくる問題に対処するとともに、強みとなる部分をできるだけ伸ばす関わりが必要である。

学習的な課題は、ごく一部に過ぎない。もっと大きな意味で、人間として生きる上に必要な力を身につけ、本人が大人になったときに、自立して世渡りしていけるようになることが、本来の目的である。勉強や成績といった目先の目的に注意を奪われ、偏った教育を施さないように心がけたい。学校時代は成績優秀で、いい大学を出たが、まったく社会に適応できなかったという無惨な結果になっては意味がない。

親がその子のために与えることのできる最上の贈り物は、安心感と自己肯定感である。この二つを授けられた子どもは、多少の逆境に出会おうと、方法を模索しながら、わが道を切り開

いていく。苦しい状況に置かれても、自分を追い詰めすぎず、希望を保ち、一歩一歩進んでいける。少々生き方が不器用だろうと、世渡りが下手だろうと、自分を信じ、自分が進んでいる道を肯定することができれば、やがてその人は、自分にふさわしい生き方にたどりつく。不器用で飾り気のない純粋さゆえに、その価値はいったん認められれば、揺らぐことはない。

長期的な子どもの将来に対して、学校さえも責任をもてるわけではない。最終的に責任をもって関わっていけるのは、保護者だけであり、保護者は、短期的な成果だけでなく、長い目で見て、将来その子が社会で生き抜いていく上で、何が本当に必要なのかを考えて、養育や教育の中身を考えていかねばならない。この章では、家庭での日常生活から学習や学校での生活まで、子どもを伸ばす取り組みについて、もう少し具体的な方法をみていきたい。

第一節　日常生活の問題にどう対処するか

「普通」を押しつけず、その子のいい所探しをする

アスペルガー症候群では、自分を振り返る力が弱く、自分の行動が周囲になじんでいるかどうかを悟るのが難しい。自分の行動が、相手や周りから見たらどう見えるのかもわかりにくい。しかも、自分の考えでしか動かない傾向が強く、注意や指導も耳を素通りしてしまう。よい

子としてふるまって、親や教師を喜ばせようといった発想が乏しく、期待することを感じ取って、それに合わせるということもしない。自分の思いやこだわりの方が、圧倒的に優先されてしまい、熱心な忠告やアドバイスにも、そっけない答えしか返さない。

こうした傾向に加えて、自分の行動パターンや今している行動を続けようとする傾向が、躾《しつけ》や指導を大変な難事にしてしまう。言っても効果のないことを言い続け、叱ってばかりということにもなりかねない。きちんとさせようという思いが強い親ほど、何とかしようとして、大立ち回りになることもある。何て強情な子だと、わが子にすっかり呆《あき》れ、ときには虐げてしまうということも起こりかねない。

ことに積極奇異型では、ADHDをともなっていることが大部分で、そのため早くから問題行動を起こし、親は学校から連絡を受け、肩身の狭い思いをしているということも少なくない。そこで、何とか「普通」にさせようと叱ったり説教したりすると、子どもは逆にストレスを感じて、益々ひどい状況になっていく。その結果、親も子も追い詰められていく。「普通」を押し付けても、このタイプの子には、自分を否定されたとしか感じられない。特性を知った上で、それに合わせた対応をすることが必要だし、常にその子のいい所を探すつもりで接することが、よい方向に変えていく原動力となる。

家族に対する暴力や過激な言動が目立つようになった中学一年の男の子のケースである。小学三年生のときに、ADHDと言われた。高学年になって、学校では比較的おとなしくしていられるようになったが、細かいこだわりが目立つようになり、その通りにしないと、激しく癇癪を起こし、些細なことでも思い通りにならないと、家で暴れるようになる。成績も悪く、勉強にもついていけない。中一のとき、アスペルガー症候群と診断された。妹は怯《おび》え、母親も次第に疲れて、うつ状態になる。そのとき、本人の様子を聞いた担当医が行ったアドバイスは、「お子さんも傷ついているんです。優しく見守ってください。悪いところに目を向けるより、よいところを見るようにしてください」というものだった。母親は納得できず、首を傾《かし》げる思いだった。あの子の、どこを見れば、よいところがあるというのだろう。妹に暴力をふるい、物を投げつける子を、優しく見守ることなど、到底できない。だが、「お子さんも傷ついているんです」という言葉が、心に重く響いた。そういう思いで見始めると、息子の言葉はこれまでとは違うように感じられた。荒れ狂うわが子に怯え、その気持ちを考える余裕さえもなくしていたことに気づいた。子どもが暴れた後で、「どうしたいの?」と聞いてみると、息子は「普通になりたい」と答えた。今まで、「どうしてできないの」「普通は~なのよ」と口癖のように言ってきた自分を省みた。子どもがイライラしたり、激しい言葉遣いをしたりするのは、学校でも何一つ認めてもらえず、鬱屈した思いが現れていたのだと思うと、この子なりに大変なのだと受け止めるようになった。そんなわが子にも、以前と変わらない優しい一面があることにも気づき、いつのまにか、この子の悪いところばかりを見ていた自分にも気づいたのである。母親の対応が変わると共に子どもも次第に落ち着いていった。

こうしたケースは少なくないのである。受け止め方や関わり方が変わるだけで、子どもはし

表10　アスペルガー症候群の子を指導する際のポイントとは

①一日の流れを、決まったものにする
②明白なルールを作り、それを一貫させる
③ルールは、できるだけ具体的にする
④ルールや日課は視覚化し、見えるところに掲示する
⑤一つ活動を行う前に、予めいつまでで終わりになると見通しを与える
⑥活動と活動の変わり目では、前もって予告をするなどの工夫をする
⑦お気に入りのことは、苦手な活動の後でする
⑧否定的な言葉を使わずに、できるだけ肯定的な言葉を使う
⑨感情的に叱ることは慎み、どうすればよいかを客観的に伝える
⑩よいことは、まめに褒めて強化をはかる
⑪よくない行動を叱るより、よくない行動をしなかったときに褒める
⑫ご褒美は、一回分は控えめで、積み重ねられるものがよい
⑬本人の特性を活かす方法を考える
⑭本人の主体性、気持ちを尊重する
⑮問題行動に過剰反応せずに、その背景を振り返る

ばしば劇的に変わっていく。「困った子」と問題視すれば、子どもは受け止められていないと感じ、どんどん「困った子」になるが、その子のよい面を見ることができれば、よい方向に変わっていくのである。

アスペルガー症候群の子の躾や指導において、ポイントとなることについて、すでに述べたこととも重複するが、表10にまとめておいた。これらの要点は、アスペルガー症候群の有無に関係なく、子育て全般に通用するものだろう。

厳格になり過ぎず、自主性を尊重する

アスペルガー症候群の子は、厳し過ぎる押し付けや、強制が強い指導によっては、萎縮するか、反発するか、ダメ扱いされて不安や劣等感を強めるだけで、何もプラスになるものはない。このタイプの子を伸ばすためには、伸び伸びとした主体性と、長所や特性を引き出す関わりこそが必要なのである。ルールを定めることを、押し付けや強制にしてしまっては、百害あって一利なしである。ここが難しい点なのだが、その子を伸ばす指導と、芽を摘んでしまう指導の分かれ目でもある。

ルールをわかりやすく示すことが大事だと言うと、生真面目なタイプの親は、しばしば、それをルール通りにやらせることと誤解してしまいやすい。そうではなく、本人にわかりやすく、

思い出しやすくするためにそうするだけであって、本人の主体性をねじ曲げてもルールに従わせるということではない。ルールは、いってみれば、道路標識のようなものだと考えたらいい。道路標識を立てておかないと、ここは進んでいいのか、停まらないといけないのか、わからないので、標識ではっきりさせるということなのである。それを守るか守らないかは、本人にある程度委《ゆだ》ねられることであり、道路標識を立てることが、百パーセントそれを守らせるということではない。ただ、それをきちんと守っているのを見かけたら、褒めてあげることは大事だし、まったく守っていなかったら、さりげなく注意を促すことも大事だろう。だが、力ずくで守らせるということでは決してない。

エジソンの母親はどう対処したのか

電球や蓄音機など、二十世紀の重要な発明品の多くを生み出した発明王トマス・アルバ・エジソンもまた、このタイプの人であった。幼い頃から優れた観察力と記憶力を見せたエジソンは、近くの造船所で船が造られるさまを飽くことなく眺めては、職人たちに次から次へと質問をした。「アル（エジソン少年のこと）の質問に答える人間を別に雇った方が、仕事の能率が上がる」といわれた程だった。

エジソン少年が幼い頃から示した、もう一つの重要な資質は、なんでも「実験」して真実を究明しようとする姿勢だった。ガチョウの卵を自ら温めて孵化《ふか》させようとしたり、牧草地の蜂の巣を調べようとして雄牛に追いかけられたりした。あるときは、鳥が空を飛べるのは、ミミズを食べるからではないかという仮説を証明するために、ミミズをすり潰した液体を近所の女の子に飲ませたところ、女の子は気分が悪くなり、エジソンは大目玉を食らった。

小学校に入学するが、学校での評価は散々なものだった。校長は、エジソン少年が「注意散漫で、空想に耽ったり、奇異な行動ばかりしている」ことを問題視していたが、課題をさぼってノートにイタズラ書きをしているところを見つけると、ついに業を煮やし、クラスメートが見ている前で、エジソン少年に平手打ちを食らわせ、罵倒したのだった。

さらに、エジソン少年にとってはショックなことが起きる。ある日、校長が学校を訪れた視察官に、「あの子は、頭がどうかしているので、学校に置いておくだけ無駄だ」と自分のことを話すのを聞いてしまったのだ。すっかり打ちのめされたエジソンは、泣きながら家に帰り、学校に行かなくなった。話を聞いた母親は、息子を連れて校長に会いに行くと、自分の方がこの子のことをわかっているので、自分で教えますと言い切って、退学させたのだった。

有名なエピソードであるが、むしろ重要なのは、その後、母親がどんなふうに、わが子の教育に当たったかということである。母親がとった教育方針は、「形式的な教授法でアルのもち味を縛るのではなく、何でもやりたいようにやらせて、アルの想像力が存分に発揮されるようにやらせる」ことだった。母親は時間を決めて、読み書きや算数のレッスンをしたが、それ以外は、本人の興味をうまく刺激しながら、本人の自主性を引き出していった。エジソンは読書好きで、ことに歴史の読み物には熱中した。母親が買い与えた『自然・実験哲学概論』という本に、エジソン少年を虜にする。挿絵が満載のこの本には、電池の作り方や簡単な実験の仕方が、絵入りで紹介してあった。エジソンは、台所から実験材料をこっそりもち出して、実験に耽るようになる。すると、母親は、地下室を実験室としてアルに提供した。誰が教えるでもなく、エジソン少年は自ら学んでいったのである。

生活をスムーズにする工夫

①起床と就寝……一つの行動から次の行動への移行が、アスペルガー症候群では大仕事である。中でも、最たるものは寝起きと寝つきである。第一子で過保護に育てられたケースでは、そうしたことで苦労するケースが特に多い。

子どもに限らず、大人になっても、毎朝起こすのが大仕事ということが少なくない。会社勤めのサラリーマンが、起こそうとする母親を、毎朝蹴飛ばして抵抗するというケースさえある。目覚ましを用いても、すぐ止めて眠り続けてしまう。起床時間の少し前に予め、「あと○分で、起きて」と、予告を与えることが有効である。自分で起きる場合には、徐々に心の準備をして目を覚ますという点で、スヌーズ機能のついた目覚まし時計が有効なことが多い。

寝つきが悪いケースも少なくない。かなりの割合で睡眠障害が見られるとの報告もある。睡眠に向けての決まった習慣をもつことが助けになる。眠りにつく一時間前くらいから、刺激の強い活動は避けるようにする。夜間画面を見過ぎることは、寝つきを悪くする原因となる。

②食事と偏食……アスペルガー症候群では偏食が多く、しばしば変わった食習慣を長年続けていることがある。ごく限られた種類のものしか口にしない場合もあるが、成長するにつれて、食べられるものが徐々に増えていく。新しい食べ物に対して食わず嫌いな傾向が強く、匂いや舌触り、味に対して過敏で、慣れないものに嫌悪感、拒否感を抱きやすい。無理じいすると、嫌悪感を強めてしまい、他のものまで吐いてしまったりする。偏食を克服する方法としては、調理法を変えて、その姿や味がわからなくするのがよく使われる。また、系統的脱感作による方法が合理的である。最初はごく少量だけ食べ、吐き出してもいいというところから始め、それをある程度続けてから、一口だけ食べる。それに慣れると、少しずつ食べる量を増やす。一度につき一つの食べ物だけに挑戦していき、いくつも苦手なものを食べさせようとはしない。

③外出……多くの子にとっては楽しいはずの家族でのお出掛けも、アスペルガー症候群の子

にとっては、試練の時になったりする。馴染んだ生活のリズムが壊され、いつもしていることができなかったり、慣れていない場所や新しい刺激に接触したりすることがストレスになるのである。人混みの騒々しさや見通しの立たない状況が、不機嫌や不安、混乱やパニックを引き起こすこともある。

いつもと違うところへ出掛ける場合には、本人が見通しをもてるように、あらかじめ写真やパンフレットを使って話をし、気持ちの準備をさせておくことが大事である。写真やイラスト入りの計画表を作って、行動の見通しが立ちやすくするのもよい。地図や計画を作ることに興味がある場合には、どういうルートで出掛けるか、本人にプランを任せるのも一法だろう。

自動車や交通機関、歴史や地理、科学やスポーツに興味をもつ場合には、その子の興味を尊重することで、積極的に外出するだろう。本人の特性や興味に配慮しながらプランを立てることが大事だ。

帰り際も、よく苦労する。本人はいつまでも熱中して遊んでいたがり、なかなか切り上げられないということもある。無理に止めさせて帰らせようとすると、機嫌が悪くなる。帰りの道中で、些細なことから大騒動になることもある。その背景には、慣れない環境の刺激や、目一杯遊んだ疲れや空腹、眠気などがあることが多い。親の方は、あんなに楽しく過ごして満足させたつもりなのに、どうして些細なことで大騒ぎになるのかと、悲しい気分になり、叱ってしまう。すると、火に油を注ぐ結果となる。よく遊んで疲れたのだと、冷静に受け止め、やさしくなだめることである。また、疲れすぎないように時間を設定して、ほどよく切り上げることも大事である。

思春期以降に外出をしたがらない傾向が出てくると、対処が容易でないことが多い。親以外となら外出しているようなら問題ないが、友達に誘われても外出しようとしなかったり、一人でもあまり出なくなったりした場合には、注意を要する。神経過敏が強まり、視線や匂いが気になって、外に出られないという場合もある。うつ状態や不安症状によることもある。ネットやゲームに依存している子どもの場合は、ネットやゲームができない環境に行くことに抵抗を感じていることもある。支障が大きい場合には、早めに専門医に相談した方がよい。

ある中学二年生の女生徒が、学校を休みがちになっていた。その原因は、感覚の過敏さにあった。彼女の場合、匂いに極度に敏感で、ことに、さまざまな食品の匂いが充満する昼食の時間は、苦痛でたまらなかった。彼女には、吐物の匂いの中で食事をしているように感じられた。勉強にも集中できず、成績は下降の一途で、友達関係にも馴染めなかった。一時は、保健室や相談室に登校できるようになったが、担任から教室に入るように言われた一言で、また家から出られなくなった。勇気を出して、医療機関を受診し、投薬治療を受けた結果、匂いに対する過敏性は和らぎ、教室に入れるところまで回復した。

宿題や用事をすぐやらせるには

アスペルガー症候群では、一つの状態から別の状態に行動を切り替えるのが苦手である。そのため、余程やりたいことは別にして、大抵のもので、時には自分が好きなことでも、今すぐやりなさいと言われると、ぐずぐずしたり、抵抗したりして、なかなか取りかかろうとしない。無理に急かすと、怒り出したり、反抗したりすることもある。頭では、やらないといけないとわかっていることでも、人から言われると、鬱陶《うっとう》しがったり、取りかかるのを先延ばしにしたりする。いよいよお尻に火が付いて、やっと動き出すということが多い。

保護者は、毎日、宿題や時間割合わせのことで、格闘することになる。「やらないといけないと、わかっているでしょう？　どうしてできないの」という言葉を、毎日繰り返してしまうことになりやすい。これは、子どもに限ったことではなく、大人になっても、アスペルガー症候群の人は、仕事や雑用を、テキパキと処理するのが苦手だ。ぎりぎりまで放っておいて、期限が近づいてから慌てて取りかかるということが多い。いくら期限に余裕があっても、結局、ぎりぎりにならないと取りかからないので、いつもあたふたすることになる。やり出しても、要領が悪く、なかなか進まない。そのため、宿題や用事をやらせることは大仕事である。だが、やり方次第で、このタイプの子は、進んで勉強や手伝いに取り組むようになる。そのコツとしては、次のような点が挙げられる。

①日課をパターン化、視覚化する

アスペルガー症候群の子どもは、時間を管理したり、段取りを考えながら、物事を仕上げたりすることが苦手である。大して重要でないことに時間を使いすぎたり、関係のない物思いに耽ったりしているうちに、肝心なことをする時間がなくなってしまう。上手に日課をこなすためには、決まり事や習慣に組み込み、同じ生活パターンの中で行わせるようにすることである。その場合、視覚化したスケジュール表ややるべきことのチェックリストを、よく見えるところに掲示する。チェックリストの中身は厳選して、できるだけ少数に絞る。やるべきことができたら、シールを貼ったり、スタンプを押したりするという作業を習慣化する。

このタイプの子どもは、何かに熱中すると時間を忘れてしまいやすい。時間の経過を意識させるために、キッチンタイマーやタイムエイドを使うとよい。タイマーが鳴ることで、自分がしなければならないことに、注意を戻すきっかけになる。休憩するときや、勉強に取りかかるときに、予めタイマーをセットするのである。タイマーが鳴れば、勉強に取りかかったり、いったん休憩したりする。

②できるレベルから始める

もう一つのポイントは、最初は、本人の力で達成できることから始めるということである。せっかく取り組んでも、それが失敗してしまうと、次から、宿題や用事をすることに拒否する気持ちが刻み込まれてしまう。それでは、勉強嫌いや手伝いが嫌いな子どもになってしまう。本人の能力や集中力、根気などから考えて、少しだけ頑張れば、やり遂げられるように設定することがミソである。

宿題や勉強についても、本人の現在の学力から考えて、出された宿題や課題の内容が難しすぎたり、量が多すぎたりして、達成困難なものである場合には、担任の教師ともよく相談して、本人の理解度や集中可能な時間にあったものを用意できないか、見直してもらうとよい。本人のレベルに合わせた問題に変更したり、あるいは、問題数を減らしたりすることで、適切な負荷にすることができる。現在、学校は特別支援教育に取り組んでおり、学習上の困難に対しても、さまざまな配慮や工夫が施されるようになっている。一律の宿題や課題をすべての子どもにさせるという時代ではなく、遠慮せずに、子どもにとって意味のある取り組みになるように相談することが、活路を切り開いていく。大事なのは、学校と保護者が連携して、子どもの成長を支える環境を整えることである。

③控えめなご褒美で、努力する楽しみを強化

三番目のポイントは、一つの取り組みを成し遂げたら、ささやかな楽しみやご褒美が得られるようにすることだ。楽しみが先にならないように気をつける。苦あれば楽ありということを学ばせることで、忍耐力や目先の欲に走らない自制心を養うことにもなる。まずいのは、楽しみだけを安易に与えてしまうことである。そうなると、行動をコントロールすることは難しくなり、だらけて、自制心の欠けた人格に育ちやすい。できれば、物を与えるよりも、本人の楽しみ（図鑑を眺める、絵を描く、マンガを読むなど）の時間を与えるのが望ましい。いずれにしても、ご褒美を与えすぎないように、親の側が自制心を働かせたい。ささやかなものに喜びを見出せるように育てることこそが、その子を幸せにする。

④本人の特性、興味を活かす

四番目のポイントは、本人の特性をできるだけ察知して活かすことである。アスペルガー症候群の子では、褒めたり、評価を与えたりしても、他の子どもほどモチベーションを高める効果が得られない。彼らは自分の中の興味にしか反応しないことが多いからだ。外から与えたり、誘導しようとしたりしても、その子自身の関心にひっかからない限り、なかなかこちらを向いてくれない。整理が好きな子、車や道具に興味がある子、植物や動物に関心がある子、計算が

得意な子、コンピューターを扱うのが好きな子といった各人の特性にあった仕事を頼み、その分野からまず自信をつけさせるようにする。

⑤できるだけ自分で管理させる

ことに積極奇異型の子は、主体的である。人の命令通りにやらされたり、管理されたりするのを好まない。ある程度習慣が育ってくれば、一から十まで監督して、やらせるのではなく、大枠のルールを決めて、後はできるだけ本人自身に任せる。たとえば、宿題を言われてやった日は○（五点）、言われなくてやった日は◎（十点）という具合に、その成果を視覚化して記録していく。一週間トータルで、ご褒美の得点に従ってトークン（代用貨幣）を与え、テレビやゲームに使える時間、本やマンガを買うお小遣いの額に反映させる。努力するかしないかは、本人の自由である。このタイプの子では、こうした「打算的な」ルールの方がしっくりくるのである。

ビル・ゲイツは、いかに育てられたか

マイクロソフトの創設者ビル・ゲイツは、周囲から見ると少し奇妙で、自分の世界に熱中するタイプの子どもだった。だが、後に彼は、技術者としてだけでなく、経営者としても一流の

手腕を見せ、大成功を収めていく。いかなる養育や教育が、彼の知的能力だけでなく、社会的な能力を育てるのに役立ったのだろうか。

ビルは、三人兄弟の真ん中で、唯一の男の子だった。父親は検事補から弁護士になった人で、母親はボランティア活動にも熱心な教師だった。

父親によると、ビル少年は、将来の成功を思わせる、何ら特別な徴候を見せなかったばかりか、「当時は、あの子を頭痛の種だとしか考えていなかった」という。息子の頑固な傾向やぼんやりして一向に準備ができないこと、協調性に欠けた態度やいたずらばかりしている点は、父親の目から見ても、将来を約束するものというより、不安を抱かせるものと映ったのだろう。だが、母親の見方はより肯定的で、その基本方針は、エジソンの母親と通じるものがある。

「わたしたちはどんなやり方にせよ、あの子の生活を縛りませんでした。ただ状況をしっかりと把握し、できるだけ影響を与えようとしただけです。でも、あの子は自分なりにきちんとやっていましたよ」

無論、ゲイツ家は、子どもたちを好きなようにさせていたわけではない。そこには、明白なルールがあり、それに従うことは、ごく自然なことだった。たとえば、ゲイツ家では、子どもがテレビを見るのは週末だけで、平日は見られなかった。その代わりに、母親は子どもたちに、よく本を読み聞かせた。その甲斐あって、ビルも本が大好きになり、数学や科学の本にも興味を示したが、児童向けの物語も夢中になって読んだ。

もう一つ特筆すべきは、ゲイツ一家が、よくトランプやボードゲームやジグソーパズルを一緒に楽しむのを習慣にしていたことである。知的な遊びを通して、競い合う楽しみやコミュニケーションしながら遊ぶ楽しみを味わっただろう。

オールAだった姉に比べれば、ビル少年の成績は、算数以外はやや見劣りがした。しかし、両親は、息子の成績を上げることにはさほど関心も力も注がなかった。むしろ、わが子の関心が、ともすると知的世界にばかり向かいがちなことを危惧し、ビルをグループ活動や屋外での活動にできるだけ参加させた。ボーイスカウトに入れたことは成功だった。ビルはそれに打ち込み、徒歩旅行や冒険を楽しんだ。楽しみばかりではない。仕事を与え、地方紙の配達を週三回やらせた。ビルの勤勉さは、そうした積み重ねによって培われていった。

夏は、水泳やダイビング、さらに大きくなってからは、ヨットで遊んでばかりいたが、それは望むところだった。友人一家とともに、入り江のほとりの丸太小屋に二週間滞在し、そこに集まる子どもたちは、一緒にチームを作り、森や海で遊び回ったり、集団ゲームやキャンプファイアーをしたりして過ごした。その体験はビルの心に残り、後に、彼の企業グループが毎年開催するイベントのモデルとなった。

小学六年生の時、ビルはコンテンポラリー・クラブという小学生の知的なグループに参加する。そこで、集まった子どもたちは、時事問題や興味ある話題について討論したり、仕事の現場を見学に訪れたり、リスクというボードゲームをして遊んだ。

それが、十二歳までのビル少年の暮らしであった。「頭はいいが、風変わりないたずら坊主」と見られていたビル少年は、こうした豊かな体験にどっぷりつかる中で、知的だけでなく社会的な刺激もふんだんに与えられることで、たくましく育っていったといえる。十三歳で、彼の人生を決定づけるコンピューターと出会い、プログラミングの魅力に取り憑かれるまでに、彼は、社会的スキルや共感性を育むための時間を十分もつことができたのである。

働くことから学ぶ

ビル・ゲイツの両親が、本人に社会的体験をさせる一貫として、地方新聞の配達と寄付金集めをやらせたように、このタイプの子の成長において、働いて報酬を得る体験をすることは、さまざまなことを学ばせるのに役立つ。百円のお金を稼ぐのも甘いことではないし、人に頭を下げ、やり方ややり取りを工夫しなければならない。報酬を得る喜びを味わうと同時に、地道な忍耐を学ぶことにもなる。

アスペルガー症候群の子は、自立が遅いと思われがちであるが、必ずしもそうではなく、そうなっている場合は、親や周囲がそう仕向けた結果であることも多い。小さい頃からしっかり自分の主張や意志をもっていることも多く、それを尊重して育てるならば、ゲイツやエジソンのように、独立心旺盛な人物に育っていく。

十二歳のとき、エジソンは新聞の売り子の仕事を見つけてきたが、母親は、息子がその仕事をすることに、あまり賛成でなかった。当時の列車は、まだそれほど安全な乗り物とはいえず、さまざまな心配があった。が、結局、わが子の意志を挫《くじ》くことはせず、働くことを認めた。そこで、エジソンは商売のイロハを覚えるだけでなく、社会的才覚を磨くことになる。小学校を三カ月で辞めてしまい、ずっと自宅で学んできたエジソンにとって、そこでの日々は、不足していた社会的体験を補う絶好の機会となったのである。エジソンの働く原動力の一つは、稼ぎから一日一ドルを母親に渡すことだった。

あるとき、エジソンは、要らなくなった活字を安く手に入れると、毎週一回新聞を発行する。記事を書き、活字を組み、印刷し、車内販売だけでなく、一般にも購読者を広げ、定期購読者が五百人を数えたこともあった。彼はまさに企業を経営していたのである。エジソンの商売は、二人の少年を助手に雇うまでになっていたが、彼の関心は、さらに新しいものに向かっていた。電信である。ビル・ゲイツにとって、コンピューターがそうであったように、電信との出会いは、エジソンの人生を決定づける。

十五歳のとき、チャンスがやってくる。危うく貨物列車に轢《ひ》かれそうになった駅長の幼い息子を助けたのだ。駅長は、お礼にエジソン少年にモールス信号を教えてくれる。エジソンはそれをたちまち習得し、電信士として新たな一歩を踏み出すことになったのである。後に彼は、この電信技術自体に改良を加えて特許を取得し、会社を興すことになる。

勤勉さという宝物を身につけさせる

子どもの頃に学ぶべき大切なことの一つは、勤勉さである。アスペルガー症候群の子は、本来勤勉さを身につけるのに適した素質をもっている。幼いうちから適切に指導すれば、勤勉な習慣を身につけることができる。ところが、何もしていないのに、ただ楽しみを与えられるという境遇で育ってしまうと、勤勉さは身につかず、せっかくの主体性も奪われてしまう。それは、生涯の損失である。

成功した人は、ほぼ例外なく、とても勤勉で、驚くほどよく仕事をする。自分の興味あるものに熱中するという傾向を活かしながら、それを本当の勤勉さに鍛えていかねばならない。勤勉さを身につけるためには、小さい頃から、自分の果たすべき役割を遂行するという経験を積み重ねる必要がある。勉強もその一つではあるが、勉強以上に大事なのは、仕事をさせることのように思える。働いて誰かを喜ばせる、働いて成果（報酬も含めて）を得るという二つの体験を同時に繰り返すことで、われわれの脳に勤勉さの回路が出来上がっていくのである。

ウォルト・ディズニーは、幼い頃は、父親の農場の手伝いに駆り出され、父親が農場を売り払って新聞販売店の仕事に変わってからは、少年時代のほぼ全期間を通じて、来る日も来る日も新聞配達をし、その報酬はすべて父親のものとなった。彼が描いたマンガが、理髪店の店主によって、一枚一〇セントか一五セントで買い上げられたとき、そのとき手にした報酬は、ディズニーにとって、計り知れない価値に感じられた。彼の人生は、それによって決定づけられる。しかし、一文の報酬も得られなかった新聞配りの仕事も、彼の根性を鍛えるという点で、大きく役立ったと、彼自身回想している。好きなマンガを描いて、報酬が得られるようになったとき、彼は寝る間も惜しんで描き続けることになる。

教えたり世話をしたりする機会を作る

本人の社会的スキルや共感能力、自尊感情を高めるのに、とても有用な方法は、同年代の子や年下の子に、教える機会を作ることである。数学や理科が得意であれば、それを苦手な子どもに教えさせる。ただし、その場合、相手は、本人ほど知識がないので、わかりやすく教えてほしいと言い含めておく。相手に教えるという行為は、相手がどこまで理解したかを考えながら、進めていかねばならないので、相手の視点で考えるという練習になり、協調性や共感性を育む機会となる。また、相手の役に立つことで、自己有用感や自尊感情を高めることにつながる。

小さい子やペットの世話に関わることも、共感性や責任感を身につけるのに役立つ。このタイプの人には、人間以上に小動物に親しみを感じる人が少なくない。

第二節　勉強好きにするコツ

得意分野から広げていく

アスペルガー症候群の子の大きな特徴の一つは、得意な領域と不得意な領域の差が大きいということである。当然のことながら、その子が将来、恵まれた人生を送るためには、不得意な分野ではなく、得意な分野で勝負できる道に進む必要がある。中途半端に得意という程度では、なかなかそれは活かされにくい。関心領域が狭すぎても、適用範囲が限られて、活躍の場は得られにくい。得意領域を磨きつつ、そこを足がかりに、その範囲をある程度応用の利くものに広げていくことが大事である。

たとえば、天文学やコンピューターに関心がある子ならば、天文クラブやコンピュータークララブに参加することで、自分の関心を深めることができる。さらに、他の人の関心からも新たなことを学ぶことにより、関心対象が広がりやすいし、社会的スキルを学ぶ機会にもなって一石二鳥がねらえる。

『我、自閉症に生まれて』を書いたテンプル・グランディンは、動物学の学位をもつ研究者であり、自ら会社を興して成功したアスペルガー症候群の女性でもある。彼女は、高校の途中まで学業に興味が湧かず、生物学には関心があったものの、他はぱっとしない成績だった。ところが、一人の理科教師との出会いが、彼女の科学への関心を目覚めさせ、科学者になりたいという夢を抱かせる。その夢を実現するためには、厭な学科の勉強もしなければならないことを悟ると、真剣に学業に取り組み始めたのである。彼女は大学で動物学の分野を専攻し、卒業後は、家畜用器材の設計コンサルタントとして働くようになる。彼女の成功のきっかけとなったのは、家畜締め付け機という家畜をおとなしくさせる装置を開発したことだった。実は、そのアイデアは、彼女自身の経験に由来していた。彼女は子どもの頃抱かれるのが厭で、人に抱き締められると、呑み込まれそうな不安を感じて震え上がりそうになったという。その感覚を克服するために、十八歳の時、自ら締め付け機を作ったのである。その装置で締め付けを行うと、気持ちが安定し攻撃的な気分がなくなることに気づいた。それが、後の発明の原型となったのである。

教えられるより、独学を好む

アスペルガー症候群の人は、受動的に人の話を聞くことよりも、自分で能動的に試してみて、物事を会得する性質をもっている。教室でじっと授業を聞いたりすることは苦手で、それより、自分で手を動かして、試してみたくなる。質問したり発表したりする機会がふんだんに与えられる双方向の授業であれば、このタイプの人の注意や興味を惹きつけ続けることができるが、ただ一方的に自分の興味のない話を聞かされるのでは、すぐに退屈するか、自分の考えの方に熱中してしまう。しかも、このタイプの人は、そもそも大勢と一緒に座って、長時間いること自体に馴染まないし、周囲の雑音や人の動きに敏感なので、それが気になり始めると、イライラして、肝心な話どころではなくなってしまう。

また、ノートをとるのも苦手である。話の要点をまとめながらノートをとるということができず、すべてを書き留めようとして、時間が足りなくなってしまう。

アスペルガー症候群の人の興味は、深く徹底的なものなので、表面的で曖昧な説明では、納得できない。論理的で明晰な説明を好み、砕けた雑談めいた話でお茶を濁されると、誤魔化されたと思ってしまう。このタイプの人にとっては、他人から一方的になされる授業や講義は、時間の無駄だと感じる。

実際、このタイプの人は、授業形式よりも、独学が得意である。その気になって、強いモチベーションと興味をもったとき、他の生徒が何年もかかって習うことを、このタイプの人は、その何分の一かの期間で独習してしまう。

昔から、偉大な研究者や学者の多くは、このタイプの人だったことがわかる。彼らは、しばしば授業や講義はさぼって、自分の学びたいことを一人で学んでいた。その理由を、従来の伝記は、彼らがあまりにも天才過ぎて、授業が退屈だったからと説明していることが多いが、より事実に近い説明は、彼らは、みんなと一緒に授業を受けるのが苦手で、そうしたやり方では、うまく学べなかったからであるといった方がよいだろう。

『善の研究』で知られる哲学者の西田幾多郎は、大学でも講義には出ずに、図書館にこもって一人で勉強していた。尊敬する恩師の講義さえもさぼったという。西田の関心が、教授の講義を超えたところにあったといえば、それまでだが、並の学生なら恩師に悪いと、顔だけでも見せたであろう。だが、西田にとっては、そうした心配りは、自分の学問的な興味からすると、ずっと次元の低い話だったのだろう。彼にとっては、帝大の教授の講義を聴くよりも、自らの興味に従って、文献を読みあさることが、よく学ぶことだったのだ。

ダーウィンも、講義を聴くのが苦手で、独学を好んだ。彼にとって講義という受動的な学びは、退屈きわまりないものだった。彼はいう。「講義には利益はなく不利益ばかりが多いように思われる」と。エジンバラやオックスフォードといった名門大学の講義も、彼にとっては、「完全な時間の浪費であった」と切り捨てられている。

指導する側も柔軟性が問われる

もう一つ彼らの足をひっぱってしまうのは、柔軟性が乏しく、一つの考え方や見方に囚われ、着眼点を切り替えにくいことである。そのため、問題にぶつかっても、柔軟にやり方を変えてみるということができにくい。うまくいかないことを繰り返しているうちに、嫌気が差して、やる気をなくしてしまったりする。違うやり方を教えようとしても、それを受け入れようとせず、頑《かたく》なに自分のやり方を押し通そうとすることもある。無理にこちらの指示に従わせようとすると、パニックや癇癪を起こしてしまう。

柔軟性が乏しく、自分のやり方に固執する場合には、無理にそれを変えさせようとしても、かえって抵抗が強まる。特に感情的になったり、本人を追い詰める言い方をしたりしては逆効果である。そうした場合の一つの方法は、指導する側も、同じ指導法に囚われず、目先を変え、見せ方や例を変えてみることである。それによって、抵抗がゆるむ場合がある。もう一つの方法は、手本を示して、それを何度かなぞらせたり、書き写させたりして、その子の中に見通しを与えることである。それによって、変化への抵抗や不安が薄らぐ。その子のやり方をただ否定するというのでは、モチベーションを下げてしまう。

やる気を出させるには

アスペルガー症候群の子のモチベーションを高めるもっとも有効な方法は、先にも述べたように、本人の関心と関連づけることである。まず、導き手が本人と関心を共有することが大事である。本人の興味あるテーマについて話すことから始める。それによって、本人は導き手に対して、心を開きやすくなり、自分の興味のないことにも、徐々に許容力を高めていく。本人の一番話したいことを聞かずに、こちらの話だけ聞けというのでは入っていかない。

最初は一方的に本人が喋るようなコミュニケーションであっても、そこで質問したり、やりとりをしたりすることで、コミュニケーションの練習ができる。そうした関心に結びつけて、本人の興味に沿った本を紹介したり、同じ興味をもっている子に、それとなく引き合わせたりすることで、学びの幅は広がっていく。

アスペルガー症候群の子どもは、誇大で、空想的ともいえる考えに取り憑かれることが多く、それは、学習の目標の選び方においても、よく見られることである。本人の学力からすると、とても手に負えないようなことに、一足飛びに飛びつこうとする。関数や方程式も満足に理解できていない中学生が、高校や大学で学ぶことを勉強したがったりする。しかし、それを、ただ無理だと否定するのは、とてももったいないことである。自発的な興味の領域では、少し背伸びをするくらいが、自尊心ややる気を刺激して、よい成果につながることも多い。

確かに、高度な内容をすっかり理解することは困難であるが、そうした内容に興味をもつことには、素晴らしい価値があり、その子がわかる範囲で何かを摑むだけでも、それは、ただ与えられたものを勉強することよりも、自発的な学びという点で有意義なことなのだ。「これは、難しいよ」と予め言って、少し手応えのある課題を与えた方が、しばしばやる気を出す。それに対して、「簡単な問題だ」と容易さを強調することはメリットがない。

ただし、本人が興味をもち始めたことを先取りして、本や教材を与えすぎてしまうと、せっかくの自発的な興味が押しつぶされて、萎《しぼ》んでしまうこともある。本人を追い越さないように、控えめに応援することで、ちょうどいい結果が得られやすい。親の方の期待が先行し、本人を無理やり引きずって進んでいくと、後で必ず揺り戻しが来る。本人が我慢している場合には、口には出さなくても問題行動となって現れて来やすい。

中学まで、成績もよかった十七歳の少年が、強制わいせつ事件で施設に送られてきた。中学までは、父親が怖くて勉強をしていたというが、高校に入ってから、勉強する気がなくなり、幼い女の子をレイプするビデオやゲームにのめり込んでしまったのだ。少年のもとには、父親が熱心に面会に訪れたが、その度にどっさりと参考書や問題集を差し入れし、勉強の大切さを説教して帰って行く。父親の前では黙って話を聞いているが、本人に、もう親のために勉強する気はないと言う。彼の暴走には、本心を汲み取られずに育った状況が関係しているように思えた。本人の気持ちを尊重した接し方をするように働きかけ、父親も徐々に息子に向かい合う姿勢に変えた。社会に帰ったら働くと言っていた彼が、勉強して大学に行きたいと自ら言い出したのは、それから半年ほどしてからである。

実際の学習では、こちらが思っている以上に基礎的なことも理解していないことが多いので、かなりハードルを下げたところから進めていき、できると、それに評価を与えるというやり方が、効果を生みやすい。一つできたからといって、次々に新しい課題に取り組ませすぎると、本人はひどく疲労を覚えたり、苦痛に感じやすい。初めのうち、本人の集中力や持続力は、こちらが思っているよりかなり低い。それを超えてしまわないように心がけ、本人のペースや主体性を尊重したやり方が、長期的に見ると、その子を伸ばすことになる。

アスペルガー症候群の子の場合、知能や言語能力の高さから、落ち着いた環境で自ら意欲をもち、適切な指導を受けて取り組めば、学力は飛躍的に高まることも多い。それは自信回復のきっかけになるだけでなく、周囲の評価が違ってくることで、他の面での改善にもつながりやすい。

提出物が出せないのには理由がある

自分の興味のあることには熱中するが、与えられた課題や宿題はやろうとしないということは、ありがちなことである。知能は高く、やろうとすれば十分できる能力があるのに、取り掛かろうとしないので、周囲は余計苛立ちを覚えやすい。取り掛かっても、効率や段取りが悪く、些細なところにこだわって、なかなか終わらないということもある。のらりくらりとやっているうちに、他のことに注意を奪われてしまうということも起こりがちだ。

このタイプの子どもにしばしば見られるのは、宿題や提出物が出せない、期限が守れない、計画的に物事ができない、他のことに注意を奪われ、肝心なことが疎《おろそ》かになりやすい、といった問題である。計画的に先の見通しをもって、段取りよく課題をやり遂げる能力を実行機能と呼ぶが、先にも述べたように、このタイプの子では、実行機能に難がある。

したがって、学校生活であれ、職業生活であれ、それがスムーズにいくためには、実行機能の弱い部分を意識的に補う工夫や習慣が必要である。そのためには、視覚化と分類が有効である。その一つは連絡帳だが、学年が上がり、提出物の種類や期限が複雑になってくると、このタイプの子どもは、処理しきれなくなってしまう。もう少し長期的な見通しがたち、しなければならないことの優先順位や段取りがわかりやすい形式のものが必要になる。宿題の内容と提出期限が一覧表になったチェックリストなども有効だが、早くからスケジュール帳や計画表を自分で作り、先の見通しをもちながら、優先順位の高いものと低いものを区別する技術を身につけさせたい。高学年になった頃から、そのための方法を自分で工夫させるとよい。

なかなかうまくできない人では、赤、黄、青のケースを三つ用意し、赤はすぐ処理するもの、黄は、次に処理するもの、青は処理を終えたものに分けて、書類を入れていくという方法が、シンプルな割に役立つ。

集中できる環境作りの工夫をしよう

アスペルガー症候群では、刺激に対して敏感で、気が散りやすい。音や人の声に過敏な子も少なくない。自分の興味のあるものには、並外れた集中力を発揮する一方で、興味のないものだと、すぐ他のものに注意を奪われてしまいやすい。

学習にしろ、習い事にしろ、気を入れて取り組むためには、本人にとって集中しやすい環境を整えることも大事である。その条件として、できるだけ他の物音や声が聞こえない静かな場所であること、取り組んでいるもの以外、机の上や目に入る範囲に、できるだけ物を置かないようにすることが必要である。窓よりも壁に向かって机を置く方がよい。

また、わからない問題や未知の課題に出会ったとき、集中して考えることができる時間は、非常に短い。わからない、できないとなると、途端に集中力が切れてしまうことも多い。ついて指導できる場合は、「三分考えて（子どもの年齢や集中力に応じて、一分〜五分）、それでもわからないときは、手を挙げる」といったルールを決めておく。親がいつも目を光らせるようにプレッシャーをかけながら指導するというやり方の弊害を減らし、自分で試行錯誤するとともに、必要なときには、子どもが自分から助けを求める力を培うことができる。

ついて指導できない場合は、「わからない問題に出会ったら、三分考え、それでもわからなければ、はてなマーク（?）を書いておく」と約束事を決め、後でまとめて、わからないところを指導するのも一法だろう。こうすることによって、一箇所で膠着《こうちゃく》したまま、脱線してしまうのを防ぎやすくなる。集中力が続きにくい子では、小休止や後でお楽しみを用意することも、集中力を維持することにつながる。

感覚が過敏な子の場合、椅子やクッションを合ったものにしたり、机の配置を変えただけで、落ち着いたという場合もある。大事なことは、その子の特性から要因を理解し、その子に合った環境、教材を工夫することである。

特別支援学級に在籍のあるアスペルガー症候群の小二の男児は、席にじっとしていられずに、トラブルやパニックばかり起こしていた。目を離すと教室から出て走り回るのを、教師が三人がかりで追いかけているというありさまだった。ところだ、ある工夫をすると、別人のように静かに座っていられるようになり、学習にも集中できるようになった。その方法とは、机を一番前の壁に向かって置き、もう片側もパーテーションで囲って、視界に余計な物が入らないようにすることである。正面には、彼が大好きな電車の写真を貼り、横のボードには、時間割に従って、各科目を示す写真がマグネットで留められている。そこで、彼は自分が取り組むべきプリントやワークブックだけに集中できるようになったのである。

別の小学校高学年の生徒は、まるで集中力がなく、隣の生徒にちょっかいを出したり、ピントはずれな質問をして、授業を止めたりしていた。ところが、ある方法を使うと、問題を解く時間は、集中することができた。その方法とは、タイマーを置いて、一分とか三分とかの制限時間を決めて、取り組むというものである。その間だけは、気を散らさずに、必死で手を動かしていた。だが、時間がありすぎたりすると、余計なことばかりをし始めるのだ。

このタイプに優しい勉強法

①上手にヒントを出す

勉強の大きな楽しみの一つは、「あっ、そうか！」と自分で気づいて、答えにたどりつけることである。勉強好きになってもらうには、その楽しみをできるだけ味わえるように指導することである。まずいやり方は、まったくわからないことをやらせ続けたり、逆に、答えや解き方を教えすぎたりして、自分で気づく楽しみを奪ってしまうことである。上手な教え手は、ヒントを出すのがうまい。アスペルガー症候群の子は、決して理解力が足りなくてわからないのではなく、前提となる基本的事項が頭から抜け落ちているか、自分の思い込みに囚われていて、問題の解決に必要な着想にたどりつけないのである。どちらが原因になっているかをまず見極めた上で、基礎知識が不足しているときには、まず、そこから教える必要があるし、違う方向に迷い込んでいるときは、正しい道に戻すための誘導が必要である。最初は控えめなところから、ヒントを増やしていき、互いにやり取りしていると、どこがわかっていないかが、見えてくるものだ。そこで、またヒントを出す。しかし、答えにたどりつくのは、本人自身であるように、アシストに徹する。

②具体的に理解させる

アスペルガー症候群では、一部の例外的なケースを除いて、抽象的な概念を扱うのが苦手である。そのため、算数の間はなんとかやりこなせても、それが数学と名前を変え、変数や関数が主要なテーマになり始めると、正体不明のものを操作するということ自体に違和感を覚える。その必要性も必然性も、ピンと来ない。

これが、結局何の役に立つのかといったことに、アスペルガー症候群の人はしばしばこだわる。その点が曖昧だと、学ぶ意欲自体が湧いてこないこともある。一方、こんなこともわかる、こうすることもできるようになる、ということを具体例で教えると、彼らの興味を惹きやすい。

このタイプの人では、抽象的な概念も具体的な例にもどして、説明するのが鉄則である。視覚空間認知に優れているケースでは、できるだけ視覚化し、つねに図を書き、具体的な物体やイラスト、映像をもちいた説明が理解を助ける。受け身的に説明を理解させるだけでなく、自分の手を動かすのも、理解を高める方法である。このタイプの子は受動的な理解が苦手で、自分が能動的に考え、試行錯誤することで、納得するということが多い。

③十分な余白をとる

誰でも、ページに細かい文字がぎっしり並んでいたりすると、それだけで読む気がしなくなるものだが、このタイプの子では、ことにその傾向が強い。スペースがたっぷりとってあると拒否感が和らぐ。問題を一ページに二十問書くところを十問に留《とど》めて、その分ページをたくさん使う方が集中しやすい。きょうは、十ページも勉強したという気にもなる。書字が苦手で、手書きの文字が欄からはみ出したりしやすいこともあり、余白が十分ないと、余計混乱しやすい。プリントも、できるだけ余白があって、問題がパラパラと書かれているのが、どうにかやれそうだという気にさせる。また、文字が単調に並んでいると、頭に入りにくい。視覚的に処理するためで、重要な文字を太字にしたり、色を変えたり、マーカーを施したりすることが、その助けになる。

④メモをとる習慣をつける

アスペルガー症候群の人では、手先の不器用さや視覚空間認知の弱さのため、しばしば書字が稚拙で、乱雑になりやすい。記号式や選択式の問題には強いが、記述式の課題は苦手で、評価が低くなりやすい。内容的にはすばらしいことが書かれているのに、書字のまずさのために、印象が悪くなる。書字の稚拙さの方に目を向けすぎると、ネガティブな評価を与えてしまうことになり、長所を引き出すということにつながらない。書字のまずさには目を瞑《つぶ》って、中身を見ることが大事である。鉛筆をうまく握れていないこともあり、その場合は、太めの鉛筆にするとよい。

手書きの能力を高める工夫としては、早い段階からメモ帳をもたせるようにし、そこに、気づいたことや忘れてはいけないことを書き留める習慣を養うと、書くことに対する抵抗感を減らしやすい。

⑤暗黙のルールを噛み砕いて教える

アスペルガー症候群の人では、成績がよいケースも少なくないが、そうした場合も、国語の読解だけは苦手で、数学や英語では高得点できるのに、現代文だけは、平凡な得点に留まるというパターンがしばしば見られる。数学的な思考や記憶力に比べて、文章を読んで、作者や登場人物の意図や気持ちを理解するといった問題では、微妙なニュアンスが読み取れずに、うまく答えられない。読解力の弱さには、感情の認知や、心の理論、関係性の理解といった社会的な能力の問題が反映しているので、一朝一夕には、なかなか身につくものではないが、その点を鍛えることは、逆にいえば社会的認知を改善することにもつながる。

たとえば、接続詞や語尾に注目させ、文の構造から読み解いていくというのも一つである。「つまり」や「〜だからだ」といった関係性を示す手がかりから、作者の意図を論理的に捉えていく。その際、彼らのシステム化の能力が役立つ。

また、こういう行動や言動をとったときには、どういう暗黙の考え方や隠れた意図があるのかということを、経験的に知識として学んでいくのも一つである。その蓄積によって、次第に人間の行動の習性や意図が読み取れるようになり、次の反応の予想がつきやすくなる。それに役立つのは実体験であるが、その場合は、誰かが背後の意図や暗黙のルールについて、常日頃から解説して、わかりやすく嚙み砕く必要がある。ただ、実体験に触れるだけでは、そこから学びにくいのである。

その意味で、実体験を補うものとしては、優れたノンフィクションやフィクションの作品に触れることが挙げられる。人間の生き様や行動が、わかりやすく再構成されているので、人間というものを学ぶためのよい教科書となる。ただし、アスペルガー症候群の子では、その内容から想像以上の影響を受けることもあるので、バランスのとれたものに触れるのが望ましい。

⑥本番と同じ形式で訓練する

アスペルガー症候群の人は、手書きや時間管理の問題、早とちりや柔軟性の乏しさ、緊張しやすさなどのために、十分な知識や能力をもっているにもかかわらず、試験で実力が発揮できないということが少なくない。題意を誤解して、見当外れの解答をしたり、自分が習ったのと、出題の形式が少し違っているだけで、戸惑って対応できなかったりすることも起こる。したがって、このタイプの人が実力を本番で発揮できるためには、早くから本番と同じ形式で訓練を積むことが重要になる。

第三節　安心して学校生活を送らせるにはどうすればよいか

他の子どもから孤立させないようにする

アスペルガー症候群や高機能広汎性発達障害をもつ子どもは、他の子どもの中に入っていけず、孤立したり、いじめや仲間はずれに遭ったりしやすい。大人になっても、社会的な不器用さや周囲に対する無頓着さのために、同様の問題に出会いやすい。

その子自身には、どうすることもできない問題であり、周囲の理解にかかっている。クラスの生徒に、その子の特性について話し、理解を促すことは、いじめの防止に役立つ。このタイプの子どもを、みんなでサポートする体制や雰囲気を育むことは、クラス全体の成長にもつながっていく。また、自信をもてるようにすること、何かで秀でていること、仲間と一緒にいること、突飛だったり他の子の迷惑になったりする行動を減らすことは、いじめを防ぐのに有効である。

このタイプの人がうまく集団に適応し、人間的に成長を遂げていく上で、友達や仲間に受け入れられる体験が重要である。いくら保護者や教師が気を揉もうと、本人と行動や生活をともにする仲間の理解や助けなしでは、好ましい方向には行きにくいものである。大人の務めは、本人を取り巻く仲間に、上手に働きかけることによって、そのプロセスがスムーズに進むような関係や雰囲気を作り出すことである。協力が得られそうな生徒に、本人の特性について説明し、どういう関わり方をしたら、うまく助けになれるかを教えた上で、支えになってもらうのも一法である。また、トラブルが起きた際も、それを丁寧に扱うことによって、相互理解を深めたり、気持ちの伝え方や受け止め方を学ぶ場にしたりすることも重要である。だが、現実的にいって、何よりも大きな力をもつのは、教師がその子にどういう姿勢で関わるかということであり、本人に関わるすべての教師に、理解と方針が共有されていることによって、自ずと他の生徒たちも、その子に同じように関われるようになるものである。

中学一年の男子生徒のケース。小学生のときから、落ち着きがなく、場違いな発言や突飛な行動が目立った。毎日のようにパニックを起こし、弱い子を叩いたり、大声を出したり、教師の板書の間違いを言い続けたりして、授業を混乱させてしまう。相手の傷つくことを平気で口にすることもしばしばだった。中学生になっても相変わらずで、みんなと合わせて行動するように指導しても、頑固に直そうとせず、みんなの方が合わせたらいいと言う。自分は当たり前のことをしただけで、なぜ責められないといけないのかわからないとも言う。そうした中、周囲からの孤立が強まるとともに、「おれは死ぬ」「クラスのみんなをぶっ殺す」といった過激な言動が目立つようになった。担任が熱心に関わろうとしても、まるで受けつけようとしない。母親も、これまで散々手を焼いており、学校から息子のことで呼び出されることで、防衛的になっていた。担当医とスクールカウンセラーが連携をとりながら介入することとなったのは、そうした状況であった。教師の理解を深めるためにレクチャーを行い、行動の意味を説明し、対応の仕方をアドバイスした。指示は短く明確に与える、限界を超えたときは、その場から離れさせ、落ち着くのを待つ、その後で、個別に話を聞き、行動の意味を理解すると同時に、他の好ましい対応の仕方についてアドバイスをする。また、連絡ノートを作り、各担当教師が本人の状態を記録し、学校と家庭で連携して見守っていった。そうした関わりにより、教師たちが安心してその子に対処できるようになると同時に、他の生徒たちも、その子を受け入れるようになった。一カ月もすると本人の状態は劇的に落ち着き、その後も、別人のようにクラスに溶け込み、学業に励む姿が見られたのである。

特性にあった教育の必要性は高い

ハンス・アスペルガーが、このタイプの子の存在を世界で最初に認識したとき、すでに彼は、このタイプの子どもたちが、特別な能力をもちながら、学校生活においては、みじめな成績しか修められていないケースが大部分であることを知り、特別な教育の必要性を訴えている。彼は、いみじくも、適切な教育がほどこされれば、その際立った潜在的能力が開花されることを予言していた。幸いなことに、今日では、アスペルガー症候群への理解が進み、それを踏まえた取り組みが学校現場でも始まっている。

こうした公的な取り組みが始まるはるか以前から、一部の教育関係者や親たちによって、当時はその正体さえわからないながらも、暗中模索の中で、この特別な子どもの能力をねじ曲げることなく伸ばすにはどうしたらよいか、試行錯誤が行われ、多数の成功例を見てきたのである。特別支援教育の歴史はまだ浅いが、そうした教育者や親たちの取り組みの歴史は、はるかに長い歴史をもっている。世の親たちは、学校や研究者が何かをしてくれるのを待ってなどいられないのだ。目の前の子どもを、自分なりに考えて育て、教育するしかない。そして、賢明な親たちは、学者や研究者が、的外れなことしか教えてくれない時代にあっても、果敢にわが子に向かい合い、その試みをみごとに成功させてきたのである。そこから、学ぶべき点は多いのである。

特別支援教育について

文部科学省が、二〇〇二年に、通常の学級に在籍している児童（公立の小中学生）を対象に実施した調査によると、知的発達に遅れはないものの学習面や行動面で著しい困難を示すと担任教師が回答した児童生徒の割合は、学習面か行動面で著しい困難を示す割合が、6・3％に上り、「対人関係やこだわり等」の問題を著しく示す生徒が、0・8％認められた。この中に、アスペルガー症候群が疑われるケースが含まれると考えられる。

こうした現状を踏まえて、知的障害はないが、学習や社会性、行動の面で困難を抱えた生徒の支援が重要との観点から、特別支援教育に力が注がれている。IQと成績や社会性、行動面の間に大きな乖離が見られる場合にも、その子の能力に極端な偏りがあるということであり、特別なサポートが必要なことが多い。

現在行われている特別支援教育としては、①養護学校などの特別支援学校で行われるもの、②特別支援学級に在籍して行われるもの、③普通学級に在籍しながら、特別支援学級に通って（通級と呼ばれる）行われるもの、の三つに分けられる。この中で、障害が軽度のアスペルガー症候群などの自閉症スペクトラムの子が多く利用しているのは、通級による特別支援学級での指導である。特別支援学校では、一クラスの定員が六名まで、特別支援学級は八名まで（実際には、いずれも平均三名）と、普通学級に比べて、はるかに少人数で、一人ひとりの問題に合わせたきめ細かな指導を行いやすい。

しかし、実際には、先の調査にも示された通り、普通学級で対応しているケースがもっとも多いと考えられ、特別支援教育のもう一つの形態として、④普通学級で学びながら、教師や支援員のサポートを受ける、という形が重要となっている。そのため、普通学級でも、そうした子どもの支援に当たることができる特別支援教育支援員や学習支援員が導入され、その数は、二〇〇八年には、全国で二万六千人を超えている。また、大学生などのボランティアによる学習支援などが併用されて、成果を上げている。

本人に適した教育を選ぶ

アスペルガー症候群の子が、うまくその特性を伸ばして花開けるか、虐げられ、傷ついて、劣等感に塗《まみ》れた人物になってしまうかは、その子が置かれる環境や受ける教育にかかっている。現実的な制約の中で、本人にとってもっとも望ましい環境を整えていくことが必要になる。こうした子どもをもった親が、昔から直面してきた問題であり、制度が整わなかった時代には、子どもを守るためには、適さない学校から子どもを自由にすることが必要な場合もあった。エジソンの母親のように、本人を馬鹿呼ばわりする学校を辞めさせて、手ずから教えた母親もいた。

幸い現代では、認識が進み、十分ではないにしても、サポート体制は着実に充実してきている。取り得る選択肢の幅も、ある程度広がっている。その場合、しばしば問題になるのは、普通学級に通わせた方がいいのか、それとも特別支援学級に通わせた方がいいのか、ということである。

アメリカで進められたメインストリーミングと呼ばれる考え方では、同年齢の子どもとのふれ合いや交互作用によるメリットを重視し、できるだけ普通学級で学ばせることが望ましいとする。実際、子どもたちは、教師から学ぶ以上に同年代の子どもから学ぶ。よい手本となる子どもと身近にふれ合う機会をもつことは、とても重要なことである。だが、その一方で、マイナス面も認識されるようになった。一人ひとりのニーズに応じた対応が十分できないため、学習で著しい遅れを生じたり、周囲との関係から取り残され、いじめを受けたりすることで、二次障害を起こすケースも珍しくない。

そうしたことを踏まえて、普通教育の機会をできるだけ損なわずに、個別なニーズに対する支援を併用する考え方が広く浸透してきている。通常の学級で過ごしながら、必要に応じた個別の支援を受ける。その代表的な方法が、通級による特別支援教育である。

その子の状態や受け入れる学級の状況によって、一概にどちらがいいということは難しい。それぞれにメリットとデメリットがある。適否を見極めるポイントとしては、能力的な面と問題行動の面が挙げられる。学習面でまったく授業についていけず、本人の苦痛が大きい場合や行動面の問題が頻発し、大人数のクラスでは対応が難しい場合には、少人数で、その子の状態に合わせた関わりが可能な特別支援学級の方が、その子の負担を減らし、能力を伸ばすことにつながりやすいだろう。こうした場合、無理して普通学級を続けたために、不登校からひきこもりになったり、非行に走ったりするケースも少なくないのである。

保護者の不安や心理的抵抗が強いことも多いが、担任や実際に特別支援学級を担当している教師に面談し、どちらの環境や教育が、本人の状態に適しているかをよく話し合った上で、冷静に見極める必要がある。地域にある地域特別支援学校では、そうした悩みを抱えた保護者のための教育相談を行っており、本人に適した支援や教育について、アドバイスを受けることができる。

このタイプにとって、よき指導者とは

制度や仕組みがいくら整えられても、やはり重要なのは、実際に子どもに関わる人物である。いつの時代にも、このタイプの子どもをまったく受け入れようとせず、愚か者呼ばわりする教師もいたが、その一方で、このタイプの子どもたちのユニークさや純粋さを、ありのままに受け入れ、その優れた点を上手に引き出してくれた教師もいた。そのことは、今日でも、変わらずに重要なことに思える。

このタイプの子どもたちにとって、厳格すぎ、視野が狭く、柔軟性に欠け、頑《かたく》なで、自分の

やり方や方針と異なるものを受け入れようとせず、ユーモアや寛大さに欠け、長所よりも短所にばかり目がいってしまうタイプの指導者は、最悪だといえる。こうしたタイプの人は、学生時代に優等生だった人に案外多い。自分自身、同じような傾向を抱えていて、思い通りにならないことに、強いストレスを感じてしまう。

だが、ある意味、こうした子どもたちに関わることは、自分の難点を克服するよい機会でもある。元々の気質や性格がどうであれ、職業的な修練は、それを乗り越えるよき訓練となる。大らかで、視野を広くもち、柔軟で、融通が利き、自分と異なるものを受け入れ、短所よりも長所に目を注ぎ、その子の可能性を信じることができる人物を目指したいものである。これは、教師や臨床家だけの課題ではない。親や家族にも当てはまることだ。

その子にとって、できるだけ望ましいやり方で働きかけが行われるためには、教師と保護者の間で、その子の特性について、長所も短所も、しっかりと情報が共有されていることが大事である。そのためにも、保護者は、できるだけ情報を知らせる必要がある。診察結果や問題点についてばかりでなく、よい点や関心をもっていることについても、知らせることだ。教師は、それをヒントとして、関わりの場に活かすことができる。

第九章　進路や職業、恋愛でどのように特性を活かせるのか

第一節　アスペルガー症候群の強みとなる特性とは

優れた部分を伸ばそう

アスペルガー症候群の人は、対人関係を楽しむことが少ない分、仕事や趣味で大きな喜びを味わうことができる。このタイプの人が恵まれた人生を歩むためには、喜びや生き甲斐を見出せる仕事や趣味に出会えることが不可欠である。そのためには、あまり「平均的な」ものを目指さない方がよい。その人のユニークな特性を活かすことにこそ、活路が見出されるのである。

アスペルガー症候群やその傾向をもった人が、社会で活躍しているケースをみると、よき理解者に恵まれ、弱い点にとらわれずに、むしろその人の特性を活かして、強い点を伸ばしていったということに尽きるように思う。苦手なところを改善することも重要だが、あまりにもそ

の部分にこだわりすぎることは、かえって劣等感ばかりを強め、もっと豊かな可能性を邪魔してしまうことにもなりかねない。欠点よりも優れた部分に着目し、そこを足がかりに自信をつけていくことを考えた方が、可能性を花開かせることになる。

走るのは苦手だが、空を飛ぶことができる鳥に、走る練習ばかりをさせるのが、あまり賢明ではないのと同じように、アスペルガー症候群の子に、「ふつうの子」と同じようにふるまうことばかりを求めたのでは、せっかくもって生まれた、大空を羽ばたく能力を活かせず、個性を殺してしまうことになる。

壁にぶつかったとき、「ふつうの子」の常識で、それを乗り越えようとすると、うまくいかないことも多いが、このタイプの子の特性を活かす方向で、解決策を考えると、意外な展開が起きて、そこから突破口が開けるという経験をする。世間の常識で考えるよりも、その子本位に考える発想が必要なのである。その基本は、いうまでもなく、その子の苦手なことではなく、得意なことを伸ばすということである。

だが、しばしば常識的な親や教師は、「ふつうの子」からのズレにばかり目が向きがちである。「ふつうの子」ができることが、できないことに衝撃を受け、落胆し、何とかしようと、叱ったり、無理強いしたりするが、なかなか意に従おうとはせず、その「強情さ」に呆れ、腹を立て、心ならずも、辛く当たってしまうということにもなる。だが、それは百害あって一利なしであり、アラ探しではなく、よいところ探しに発想を変える必要がある。

では、アスペルガー症候群の人は、どういう強みを備えていることが多いのだろうか。その特性は一人一人異なっているのだが、いくつかの傾向をあげることができる。これまで述べてきたこととも重なるが、改めて整理してみよう。

①高い言語的能力がある

アスペルガー症候群の人では、言語（ことに文章言語）を扱う能力が優れている。ふだんの会話の稚拙さと、文章で書いたものを見比べて、驚かされることもしばしばである。論理的に専門的な話をすることはできるが、日常会話になると、急にぎこちなくなり、精彩を欠くということもある。小さい頃から語彙が豊富で、大人びた喋り方をする傾向がある。

かといって、国語が得意とは限らない。漢字の書き取りでミスが多かったり、書字がひどく下手ということも普通である。国語がそこそこ得意な場合も、論理的な文章には強いが、詩のような文学的な文章は苦手という傾向がみられる。感性や情趣よりも、ロジックや明晰さに関心をもつ。もっとも明晰な言語である数学やプログラミングに興味をもつ人も多い。

ロジックに強い傾向は、法律関係や行政関係の仕事に活かせるし、会計関係やＩＴ関係の仕事に適性がある人も多い。

②優れた記憶力と豊富な知識がある

アスペルガー症候群の人は、興味ある領域には専門家のような知識をもつことも珍しくない。知識全般が優れている傾向があり、子どもの頃から、事典的な知識に通じて、ちびっ子博士のような存在であることも多い。経験した知識というよりも、本で読みかじった知識が多く、実際、このタイプの人は、子どもの頃、物語を読むよりも、事典を読むことを好んだりする。

こうした知識の豊富さは、このタイプのもつ高い集中力とともに、優れた記憶力によっている部分である。幼い子どもが、一度乗った路線の駅の名前を、すべて覚えてしまうということもある。写真眼と呼ばれるように、目に触れたものをことごとく記憶してしまう、途方もない記憶力のもち主もいる。それは、あくまで少数だが、平均よりかなり優れた記憶力をもつことが多い。ごく些細なことも、よく覚えている。

すぐれた記憶力や知識力は、医師や薬剤師、法律家など、膨大な記憶を必要とする専門職、学者や研究者になるのに有利である。

③視覚的処理能力が高い

アスペルガー症候群や高機能広汎性発達障害の人の中には、視・空間処理能力が、ずば抜けて高い人がいる。アスペルガー症候群の人は、全体としては、言語的能力が優位で、視・空間的能力が劣る傾向がみられるとされるが、視・空間処理能力に優れるケースも少なくない。こうした能力は、日常生活では、パズルをしたり、地図を読んだりするくらいしか、使い道がないが、いくつかの職業的な分野、たとえば、建築の設計や造園、デザイン、アニメーションなどの映像作品の制作、数学や工学の分野においては、極めて必須の能力となる。

建築家アントニ・ガウディやアニメ作家ウォルト・ディズニー、映画監督のアルフレッド・ヒッチコックもこのタイプの人であった。

高機能自閉症の人では、言葉で考えるのではなく、映像思考と呼ばれる視覚的なヴィジョンで考える力が発達している。このタイプの人にとって、芸術的な取り組みや療法は、生き生きと自分を解放できる時間になる。ヴィンセント・ヴァン・ゴッホやモーリス・ユトリロ、アンリ・ルソーをはじめ、そうした才能を開花させた、自閉症やアスペルガー症候群をもった多くの画家が知られている。

ビジュアルが優勢のこの時代は、アスペルガー症候群の人にとっては、この領域にも活躍の場が広がっている。

ある男性は、小中学校と成績が悪く、中学時代には、いじめを受けたりもしたため、養護学校に変わって、高等部まで進んだ。養護学校に移ってからは、自分のペースで落ち着いて勉強に励むようになり、大学にまで進学した。しかし、専攻した学部は、本人の興味をあまり引かず、結局中退した。その後、植物に特別な興味をもっていた男性は、ふとしたきっかけで、造園業に携わるようになったが、そこでめきめき腕を上げた。雇い主の理解もあり、職場で孤立しがちなときも、うまくかばってもらい、徐々に社会的スキルも高まった。四十代の現在は、樹木医として活躍している。一時、仕事が立て込んだときに、うつ状態になり医療機関を受診。知能検査の結果、視・空間処理能力が、言語的な能力などに比べて、ずば抜けて高いことがわかった。仕事を完璧にやろうとして、負担がかかりやすいところがあるが、その点を自覚して、ほどほどを覚えてからは、仕事も再び順調である。

④物への純粋な関心がある

アスペルガー症候群の人は、好奇心が旺盛で、人が当たり前と思っていることにも疑問や関心をもち、それがなぜかにこだわり、その理由を探求しようとする。物の構造や中身を知ろうとし、物自体の形態や質感や多様性に魅了される。一つのものを収集したり、細部を観察したりすることに夢中になる。

人間に対する見方も、常識的な見方とは少し異なり、共感して相手を理解しようとするよりも、一つのシステムや装置として理解しようとする傾向がある。心というものを、直接的に共感するのは苦手なために、ある刺激に対して、ある反応が返ってくるということを経験的に学習することで、装置の特性やパターンを理解するのと同じように理解する。しばしば将棋の駒のように人の動きを理解しようとし、感情とは無関係に、利害や都合だけで、人を動かそうとすることもある。

こうした特性は、科学者やエンジニアとして、客観的に現象を眺める上で有利であるし、指導者や経営者として部下を駒のように操る手腕を発揮する場合もある。ただ、あまりにも冷徹になりすぎると、部下からそっぽを向かれてしまうこともある。

⑤空想する能力がある

アスペルガー症候群の特性の一つとして、イマジネーションの能力が上げられる。このタイプの人では、ありありと細部まで空想したり、現実離れした世界を空想して作り上げたりするといった、非常に豊かで鮮やかなイマジネーションの能力を備えていることが多い。一人でいても、頭の中でさまざまなことを空想して飽きないという人も多い。白昼夢のような空想にとらわれることもある。

この空想する能力は、創造的な能力と大いに関連している。理論物理学者になるにも、優れた建築家となるにも、新しい商品を開発するにも、芸術作品を生み出したり、物語や映画を作ったりするにも、この空想する能力が必須であり、まだ存在しないものを生み出す原動力となる。アインシュタインが、相対性理論を打ち立てることができたのも、彼にこうした想像力が、とりわけ備わっていたからだといわれている。彼は、光の速さで動いたとき、世界がどんなふうに体験できるかを、想像することができたのである。

⑥秩序や規則を愛する

アスペルガー症候群の人は、整然とした秩序を好む。秩序とは、物事が予測できるということである。このタイプの人は、予測できないものに対して、不安や戸惑いを覚えやすいが、逆に、予測できる整然とした環境には、安心感を覚える。このタイプの人の美意識は、秩序に対する欲求が満たされることと大いに関係している。規則や法則で、物事を整然と説明できたり、予測できたりすることに快感を覚える一方で、曖昧なものや例外的なものをどう扱ったらいいか戸惑う。

こうした特性は、柔軟性の乏しさや頭の固さとして、ネガティブに捉えられがちであるが、長所でもある。実際、規則や秩序、真実へのこだわりは、さまざまな活躍の場をもつのである。

こうした能力や美意識は、物事を整理したり分類したりすることへの関心や情熱となって現れることがある。そうした能力や関心を備えた子には、洗濯物を畳むのを手伝わせたり、片づけや整理を頼んだり、物品や郵便物の管理を頼んだり、小遣い帳をつけさせたりすると、管理能力を高めることにつながる。

また、シンプルなルールによって支配された将棋や囲碁といったゲームでも、彼らはしばしば優れた能力を発揮する。音楽もまた規則性や秩序をもった世界であり、このタイプの人は深い関心や才能を示すことも少なくない。自閉症と盲目という二つのハンディをもちながら、ジャズピアニストとして活躍するデレック・パラヴァチニは、そうした一人である。職業とする域にまで達するケースは稀とはいえ、一度聞いた楽曲をピアノで再現できるといった能力のもち主は、このタイプの人では珍しくない。

社会の秩序という点で、法律や社会システムといったことに関心をもち、法学や社会学の領域で活躍する人もいる。経済やお金の動きの秩序というものに関心をもてば、経済学や会計学の分野で成功する人もいる。言語の秩序に関心をもち、言語学者となる人もいる。エスペラント語を作ったザメンホフは、明らかにアスペルガー症候群の傾向を備えた人だった。エスペラント語は、人工的に作られた言語であるが、例外的用法というものが一切ない。もちろん、科学の領域でも、秩序愛は、真実を探求する大きな原動力であろう。新しい理論とは、例外的なものを克服しようとする中で、しばしば生まれてくる。

⑦強く揺るぎない信念をもつ

アスペルガー症候群の人は、人の評価や賞賛というものに無頓着なところがあり、人がどう言おうと、自分が求めるものをとことん追求する傾向がある。それは、悪くすると、周囲の空気や風潮から浮いてしまったり、はみ出してしまったりすることにつながるが、別の見方をすれば、その時代の空気や風潮に左右されず、正しいと信じることを主張し、信念を貫くことにもなる。

このタイプの人は、もっと世知や社会的センスに長けた人なら、言うのをはばかるようなことも、歯に衣着せずに主張するため、しばしば周囲から攻撃や弾圧を受けたり、非難にさらされたりすることも多いのだが、長い時間が経つと、その正しさが認められ、世に受け入れられるということも少なくない。時代を変えていく新しい考え方や主張は、時代に迎合的で、社会的スキルに長けた人々ではなく、むしろ時代や社会から孤立した、このタイプの人からもたらされるということが多い。

マハトマ・ガンジーの自伝や評伝を読むと、彼がこのタイプの傾向を備えていたことがわかる。若いころの彼は緊張や不安が強く、対人関係ではいつもおどおどしたところがあった。弁護士になって初めて法廷に立ったものの、緊張のあまり一言も喋られずに、すごすご法廷から逃げ出したほどである。それで、すっかり自信を失ったガンジーは、弁護士を辞めることを真剣に考えたという。しかも、彼は柔軟性がなく妥協のできない性格で、いたるところで、摩擦や揉め事を引き起こしてしまう。彼は、理不尽だと感じることに対して、妥協することができず、あくまで異議申し立てを行おうとした。そうした正しさへのこだわりの強さが、彼をやがて偉大な社会活動家にし、インド独立運動のリーダーに押し上げていくのである。

⑧持続する関心、情熱をもつ

アスペルガー症候群の人は、一つのことへの興味やこだわりを長く持続させる傾向がある。そうした執着傾向は、身軽で柔軟な変わり身には向かないが、時代の流れからも超然として、長い時間と膨大なエネルギーを一つのテーマに注ぎ込み続けることによって、常人にはとても成し遂げられないような大きな達成や偉業を、ときに成し遂げる。

日々積み重ねる努力や知識の蓄積は、大きな果実を生む。長年にわたって一つのことに関心や情熱をもち続けることができるという特性は、このタイプの優れた長所だろう。ただ、何事に対しても、根気がいいというわけではない。ある部分、飽きっぽい傾向が同居している場合もあるが、それは、本人が望んだというよりも、周囲が望んだものだったためかもしれない。

⑨孤独や単調な生活に強い

友人になったり親密な関係を築いていったりするのは不器用で、消極的であるが、それは裏を返せば、友人や親密な関係をそれほど必要としていないともいえる。アスペルガー症候群の人は、孤独に強い。一日中誰とも口を利かなくても、それほど寂しく感じないし、孤独感にさいなまれることもない。逆に、社会性や情緒が豊かな人では、人との関わりを強く求めようとするため、人との関わりなしでは、寂しくて生きている気もしなくなってしまう。

アスペルガー症候群の人は、刺激や変化の乏しい環境で、淡々と生活することに、むしろ喜びや安心を覚える。単調な作業を正確に繰り返すことができる特性を活かして、雇用につなげようという動きが、一部の企業からも出ている。逆に刺激や変化に富み、わくわくするような環境で暮らすことは、神経過敏なこのタイプの人には、気が落ち着かず、消耗させられるものと感じられる。

あるひきこもりの男性は、中学までは、成績もよく、それほど問題なくすごしたが、次第に対人関係が苦手になり、大学を中退したまま、何もせずに暮らしていた。二十代半ばのとき、ふとしたきっかけから、お寺で働いてはと勧められる。お寺での生活は、朝が早く、細かい規則と日課に沿って進められる。掃除などの雑用も多く、正座しての長時間の読経もある。親は、そんな仕事が続くのか半信半疑だった。ところが、多くの若者が音を上げて辞めていってしまう中、半年経っても、一年経っても、男性は辞めると言わない。彼にとっては、そうした生活がそれほど苦にならなかったのである。今では、十年以上の修行を積み、中堅のサラリーマン僧侶になっている。

⑩欲望や感情におぼれない

アスペルガー症候群の人は、共感性や情緒的な発達の面で貧相である反面、感情におぼれず、冷静に判断するという面がある。こうした点は、ある局面では、非常に強みとなる。

たとえば、アスペルガー症候群の人は、並の人なら気が動転してしまうような状況でも、あまり動じることなく、定められた手順どおりに行動するようなところがある。普段は不安や緊張が強く、とても大きなプレッシャーのかかる大舞台では、勤まらないだろうと思えるような役柄を、逆に難なくやりこなしたりする。少数の顔見知りの人を相手にすると緊張するが、大勢の前では、人を人とも思わないような大胆さを見せることもある。

大量の血が流れたり、大きな怪我をしたりという場合も、アスペルガー症候群の人は、意外に動揺せずに、淡々と対処する。他の人がさほど気にしないようなことに過敏であると同時に、多くの人がひっくり返りそうな事態を前にしても、落ち着き払っていたりする。

こうした特性は、少し訓練することで、冷静で手順どおりの行動が求められるさまざまな場面に、大いに活かせると考えられる。医療関係や保安関係で、強みを発揮するだろう。

また、世間的な欲望に対して無頓着なところがあり、それも、独自の境地を切り開き、私利私欲と無縁な業績を成し遂げるのに、大いに役立つ。清廉潔白な政治家や指導者として知られる人物には、このタイプの人が少なくない。

第二節 アスペルガー症候群の人に合った友情、恋愛、家庭生活

友達という財産を育む方法

青年期においても、親の関わりは重要であるが、児童期とは関わり方の質を変えていく必要がある。起こりやすい失敗の一つは、もはや児童期が終わって青年期を迎えているのに、親が以前と同じ関わり方を続けてしまう場合である。青年期においては、他の友人との関係が重要性を増すが、家族との関わりばかりが多すぎると、それを妨げてしまうことにもなりかねない。幼いうちはたっぷり関わり、小学校高学年くらいから、徐々に自立に向けて、関わり方をあっさりとしていく必要がある。

このタイプの人は、数多くの友人と付き合うことはしないが、一人か二人の、関心を共有できる友人を獲得することが多い。それで十分だといえる。このタイプは、せっかく友人ができても、アフターフォローをせず、関係を途絶えさせてしまうことも多い。友達は一生の財産であり、友達とのコミュニケーションが、人生を豊かにする上で、とても大事だということに、早いうちに気づくような導きが大切だろう。

一つの方法として、友人録を作るというのがある。友人録には、出会った友人についての情報を書き留めておく。誕生日や趣味や得意なことについての記録である。できれば、顔写真も張っておく。そうすることによって、顔と名前を早く覚え、コミュニケーションのきっかけを得やすい。相手も、自分に関心をもっていると感じれば、好意をもってくれやすい。このタイプの子の整理癖を活かしながら、社会的関心を育てることにつながる。企業人なら、こうしたことをするのは、当然のことである。

愛情生活のタイプは二つに分かれる

恋愛においても不器用ではあるが、同性の友人とうまく付き合えないからといって、必ずしも恋人ができないわけではない。同性の友人には、あまり人気がないが、異性にはもてるという場合もある。アスペルガー症候群の人のもつ純粋で、淡泊な雰囲気を好む異性も少なくない。

アスペルガー症候群や高機能自閉症の人は、異性関係がとりわけ活発というわけではないが、異性の伴侶を獲得する能力が低いとは思われない。ただ、概して結婚年齢はやや遅い傾向があるようだ。

アスペルガーの指摘によれば、性的特性の傾向は二つに分かれる。一部のケースは、性的欲求が希薄で、思春期になっても性的なことにあまり関心を示さない。だが、多くのケースでは、早い時期から強い性欲が見られるようになり、自慰行為なども早く始まることが多いという。このアスペルガーの指摘は正しかったことがわかってきている。

実際、同じアスペルガー症候群と考えられている人物でも、哲学者のバートランド・ラッセルのように四回も結婚した人もいれば、彼の教え子のウィトゲンシュタインのように一度も結婚しない人もいる。どういう愛情生活がその人にふさわしいかは、各人によって違うのである。

ダーウィンの場合

ダーウィンの家庭生活は、このタイプの人に一つの示唆を与えてくれるだろう。二十九歳のダーウィンは、一つ年上の女性で従姉のエマとの結婚に踏み切るべきかどうか迷う。彼は、面白い方法で、この迷いに決着をつけた。一枚の紙に、「結婚しない」と「結婚する」の二つの選択を書き付け、それぞれの場合に予想されることを、記していったのだ。結婚しなければ、

「好きなところに出掛けられる自由」が確保され、社交界や親類訪問に煩わされることもない。子供にかかる費用や心配事、口げんかに「時間の浪費」をすることもない。ダーウィンは書く。「毎日妻と散歩しなくてはならないとしたら、どうやって自分の仕事をすべてこなすというのだ」一方、「結婚する」の方には、「子供（神の御心しだい）、一生の連れ合い（老いたときの友人）、関心を払ってくれる人」と書き付け、結局、彼はこう結論する。「一生働き蜂のようにあくせく働いて、結局何も残らない人生なんて考えるだけで耐えがたい。いやだ、そんなのはいやだ。煤煙で汚れたロンドンの家で、ずっと一人寂しく生きることを考えてみろ。ソファーに座る優しい素敵な妻に暖かい暖炉、読書、それにたぶん音楽が流れて、これを思い浮かべてみろ……結婚——結婚——結婚。証明終わり」（ランドル・ケインズ『ダーウィンと家族の絆』渡辺政隆、松下展子訳より）。

感情の趣くままに決断するというのではなく、人生の問題にも論理的に答えを出そうとするところが、いかにもアスペルガー的であるが、このタイプの人には、こうした思考法があっている。彼がこのように「証明」までして結婚を決断したのは、逆にいえば、彼の中に結婚に尻込みする思いが強かったということだろうが、勇気を奮い起こして結婚に踏み切ったことは、ダーウィンの人生を大いに豊かなものにした。

ダーウィンの選んだ道も一つの選択肢ではあるが、もう一つの選択肢もある。結婚せずに、誰にも煩わされずに、自分の生活のリズムを守りながら自分の世界を極めることに、ありあまる時間を用いるという生き方である。キルケゴール、プルースト、ブラームスといった面々はそうした選択をしたのであるが、『不思議の国のアリス』で知られるルイス・キャロルも、そんな一人である。

ルイス・キャロルの場合

ルイス・キャロルのペンネームで知られるチャールズ・ラトウィッジ・ドジソンは、牧師の息子として生まれたが、生来内気な性格の上に、吃音《きつおん》があったため、その傾向が一層強まった。友達と遊ぶこともなく、彼の遊び相手は、幼い妹かカタツムリやヒキガエルやミミズだった。彼は、泥んこ遊びや鉄道遊びに夢中になり、後のリストマニアの片鱗を示すように、詳細な鉄道規則を作ったりした。人形芝居にも熱中し、十歳の時には、自ら劇を書いた。その劇の舞台は、彼の好みを反映して、鉄道や駅だった。十二歳で初めて学校に通い始めると、おとなしく無抵抗な彼は、しばしばいじめを受けた。彼は数学や詩の世界に逃げ場を見出した。オックスフォードにやってきてからも、他の学生との活動には加わらず、社交的な集まりに出ることもなかった。そうしたものに対して、ドジソンは、敵意さえ感じていた。当然、妙齢の女性と知り合うことも、恋愛をする機会もなかった。

そんなドジソンに、共感的な体験と安らぎを与えてくれたのは、子どもたちとの関わりだった。ドジソンには、子どもと友達になるという不思議な能力が備わっていたのである。子どもたちに、ドジソンはよく即興の物語を話した。ドジソンが暮らしていた学寮の学寮長には、三人の娘がいたが、真ん中の当時六歳の少女がアリスだった。ドジソンは三人と仲よしになると、ボートで川に遊びに出掛けた。七月のある午後、川の上を漂いながら、三人からお話をねだられたドジソンは、ウサギを追いかけていたアリスが、その穴に落ちてしまうというところから始まる物語を語り出した。『不思議の国のアリス』は、そうやって生み出された。

ドジソンはあくせくするタイプではなく、マイペースで生活を楽しんだ。生涯独身だったが、それゆえに、彼はゆったりと時間を使うことができた。作家として有名になってからも、数学教師の仕事を地道に続けた。生活費を稼ぐために書く必要はなかったので、ドジソンは自分が満足するように仕事をすることができた。書くこと以外にも、写真の腕前は玄人はだしだったし、美術や自然科学にも造詣が深かった。子どもの友達のために、新しい遊びやトランプ・ゲームを考案した。彼は、自分なりの楽しみを数多く所有していたのである。彼は慣れ親しんだ学寮で、亡くなるまでの半世紀近い時間を過ごした。人付き合いが苦手なドジソンだったが、同じ学寮に関わり続けたことで、次第に交友関係も増えていった。社交室主任の仕事に十年も携わったことは、負担だった面もあるが、彼の社会人としての成長を示すものだといえるだろう。

本人の価値がわかる人と

アスペルガー症候群の人で幸せな家庭を築いている人は、晩婚の人が多いように思う。このタイプの人は、社会的、人格的成熟がゆっくりなので、遅めに家庭をもった方が、よい夫、よい父親になれるのではないだろうか。若すぎる時期に結婚すると、このタイプの人には負担が重すぎ、不自由に感じ、家庭や子どもを顧みなくなって、結局、結婚生活が破綻するということになりがちだ。

映画監督のジョージ・ルーカスや物理学者のアインシュタインは、早くに結婚したが、いずれも最初の結婚は失敗に終わっている。

このタイプの人が、恵まれたパートナーに出会ったケースを見ると、二つのタイプに分かれるように思う。一つは、本人の優れた特性をよく理解し、アシスタントとして成功を支えることができるパートナーにめぐり会った場合である。このタイプの人の特異な才能や特性というものは、狭い領域におけるものであるため、そのことに関心のない人には、ほとんどその価値が理解できないことも多い。その人の価値を一番理解できるのは、同じことに携わっている人である。実際、このタイプの人がよきパートナーに出会った場は、同じ職場や学校、同じ趣味の集まりであるということが多く、同じ職種同士や師弟関係ということも珍しくない。共通の関心事をもつことは、支え合う上でも、生活の潤いという面でも、プラスの面が多い。

唯一の欠点といえば、それは遺伝学的な問題だろうか。似たもの夫婦仮説について述べたが、遺伝学的には、自分と傾向が似すぎている人と結ばれることは、遺伝子的な偏りを強め、とても優れた組み合わせになることもあれば、負の側面を強める場合もある。

その点、もう一つのタイプのパートナー選びは、遺伝学的なリスクを避けることができるかもしれない。それは、自分にないものを相手に求めるというタイプの組み合わせである。たとえば、多少一方通行の会話であっても、自分の夢中になっていることを、熱意を込めて語ることは、内気で受動的なタイプの人にとっては、とても魅力的に映る場合がある。社交的で、しっかり者の女性は、同じように社交的で、リーダーシップを発揮する相手をパートナーに選ぶとは限らない。むしろ、物静かで、干渉しすぎず、自分の方がリードできるこのタイプの人に安心を感じる場合もある。対人関係の不器用さも、マイナス・ポイントになるとは限らない。虚飾や小ずるさを嫌う人にとっては、純粋なこのタイプの人は、とても心がきれいで、魅力的に思える。数学や物理が得意であるということが、それが苦手な人にとっては、魅力に思えることもある。

有能さであれ、人間的な純粋さであれ、その人の価値を理解してくれる人とめぐり会うことが、幸せな家庭を築くための鍵を握っているように思う。

このタイプの人が、パートナー選びにおいてうまくいかないとすれば、自分を売り込む相手を間違えているか、売り込み方が見当外れなものになっているのである。

映画監督のアルフレッド・ヒッチコックも、アスペルガー・タイプの人物だった。その彼が、アルマ・レヴィルという女性に出会ったのは、二人とも二十二歳のときであった。ちなみに、二人の誕生日は一日違いで、アルマの方が一日だけ年下だった。アルマはすでに映画編集の仕事で一定の評価を得ており、ヒッチコックは、パートタイムの日雇いスタッフに過ぎなかった。表情が乏しく、冷ややかなヒッチコックの態度は、映画の撮影所には不似合いで、しか

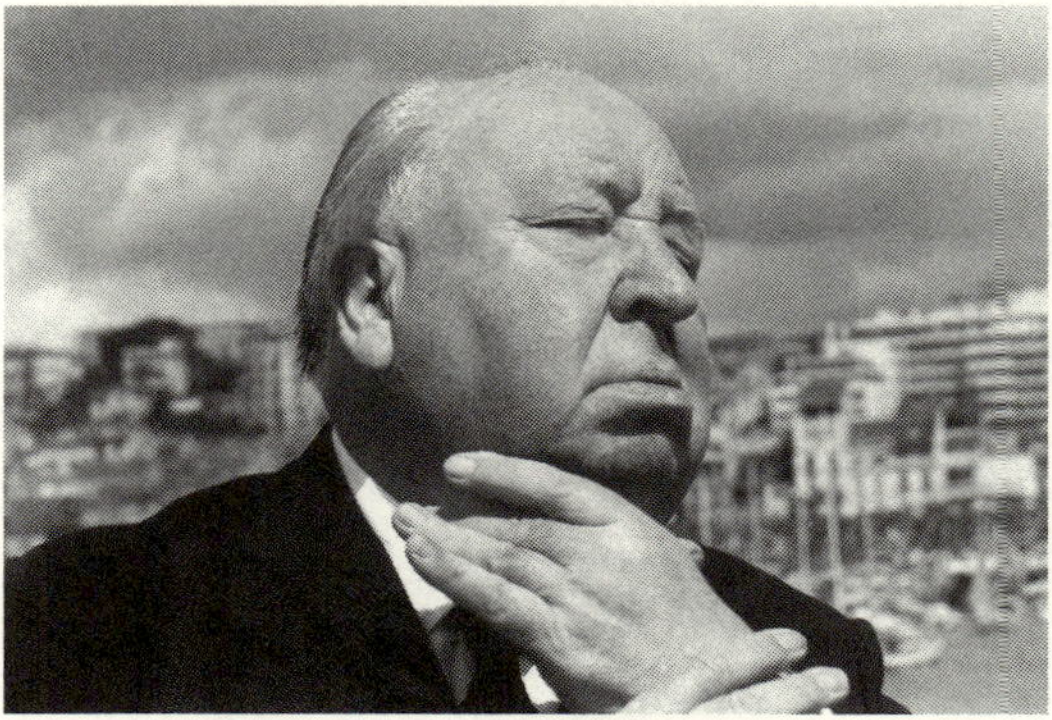

アルフレッド・ヒッチコック（© AFP＝時事）

も、当時から太っていたヒッチコックは、着ているものといい、身のこなしといい、どこか珍妙で、もう少しでアルマは噴き出すところだった。

日が経つにつれ、ヒッチコックのアルマに対する態度は、もっとおかしくなったという。アルマがいても、まるで気づかないようにふるまい、何度も顔を合わしているのに、話しかけてくることもなかった。ヒッチコックから最初に話しかけてきたのは、ある晩、唐突に自宅にかかってきた電話でだった。新しい映画の助監督を務めることになり、アルマを編集に起用したいという依頼だった。プライドの高いヒッチコックは、自分が彼女より高い地位に就いて初めて、仕事を要請するという形でアプローチを開始したのである。

しかし、仕事を共にするようになっても、プライベートな話やくだけた会話を交わすことは一切なかった。その実、ヒッチコックはアルマに首ったけで、彼女に気づかれないように彼女の顔を盗み見していたという。数本の映画をともに手がけ、ロケ地探しにドイツに出掛けた帰りの船の中で、ヒッチコックは、アルマにプロポーズする。アルマは、船酔いがひどくてそれどころではなかったが、ヒッチコックとしては、最高の演出のつもりだった。アルマは、うめきながら首を縦に振った。実際に結婚したのは、ヒッチコックが監督になり、二本の映画を成功させてからである。

プロポーズの際に見られたような独りよがりなズレは、その後の生活でも、しばしば困難を生む要因にもなったが、二人の結婚は五十年以上にわたって維持される。ヒッチコックにとって、アルマは、仕事の同士として必要だっただけでなく、社交や雑事の処理を一手に引き受けてくれる、ありがたいマネージャーとして、欠くべからざる存在だったのである。

第十章 アスペルガー症候群を改善する

早期からの適切な手当てがよい結果を生む

アスペルガー症候群の治療、教育において、もっとも重要なことは、その子の特性をできるだけ早い段階で理解し、適切な働きかけを、早期に開始することである。言語の能力と同じく、社会性の能力やそれ以外の能力においても、臨界期が存在する。吸収力が高く、周囲からの刺激によく反応するその時期を逃さずに、必要な刺激を与え、必要な体験や学習の機会をもてるようにすることが、その人の可能性を大きく広げる。

臨界期を過ぎると、同じ刺激を与えても、なかなか進歩が得られにくくなる。それでも、青年期〜成人早期までは、まだある程度柔軟で、本人にとって望ましい環境に抱かれ、根気よく働きかけを行うことで、徐々に変化が起きていく。それが積み重なって、最初は望むべくもなかった大きな成長を見ることもある。

逆に、その子の特性が誤解され、長所として活かされるどころか、否定的な扱いばかりを受けることになると、ネガティブな感情が心に刻まれ、自己否定や自信喪失に囚われ、屈辱的な思いが裏返って、攻撃的な感情や行動を生むことにもなりかねない。

子どもの時期に、アスペルガー症候群の改善においてキーマンとなるのは、親であり、教師である。ことに親に、家庭での生活、学校での生活、治療的な場での働きかけが、総合的にうまく機能するように、コーディネートする役割を担うことになる。結局、最後まで本人の育ちに責任をもち、誰よりも熱意と根気をもって関わっていけるのは、親なのである。

軽症のケースほど、適切な援助を受けにくい

現在、自閉症については、早い段階で発見されることもあり、速やかに療育や支援を受けられる仕組みが整えられている。しかし、アスペルガー症候群のケースでは、気づく時期が遅れるということもあり、また、従来の自閉症の子どもを対象にしたプログラムが、本人に合わないことも多いため、本人の特性やレベルにあった支援を受けられにくいのが現状である。

軽症のケースの支援のあり方については、専門家の間でも両論がある。障害が軽度で、知能や言語能力が高いケースほど、治療による改善効果が高く、軽症のケースこそ、改善の余地が大きいと考えられるため、軽症例でも療育プログラムを優先すべきだという意見と、むしろ普通教育で、幅広い社会体験を積み、健康な子どもとの触れあいから学ぶことを優先し、特別な

支援は最小限に留めるべきだという意見に分かれる。どちらも一理あり、また、その地域のシステムの整い具合やマンパワーの状況によっても異なる。

年齢が上がると、さらに手薄な状況になる。発達障害者支援法という法律はあっても、まだ中身が整わないのが現実である。診断はついても、受けられる治療や援助の内容は限られている。成人のケースに至っては、診断をしても、アスペルガー症候群そのものに対しては格別な治療は行わず、随伴するうつ状態や不安障害に対して、投薬や精神療法を行うというのが普通である。

本人の特性や状況を的確に評価した上で、必要な治療プログラムや利用できる支援プログラムを選択し、総合的な治療・支援計画を立案することになる。現在、そうした役割を担っているのは、各都道府県の発達障害者支援センターであるが、大きな都市では、児童相談所（児童福祉センター、こども家庭センターなどの名称でも呼ばれる）に、児童専門の窓口を設けているところが多い。そこの担当者が、医療機関や学校、福祉、NPO、自助グループ、就労支援が必要な場合には、ハローワーク、地域障害者職業センターなどとも連携しながら、本人に合わせた手作りの療育プラン、支援プランを組み上げていくことになる。

ただ、専門家に任せておけばいいというものではなく、親や配偶者の関わりが重要である。発達障害者支援法の第三条三項にも、「発達障害者の支援等の施策が講じられるに当たっては、発達障害者及び発達障害児の保護者（親権を行う者、未成年後見人その他の者で、児童を現に監護するものをいう。以下同じ。）の意思ができる限り尊重されなければならないものとする。」と定められており、保護者の意思表示がなくては他の機関も動けない。身近で、本人の問題を一番知っている存在として、取り組みが有効に機能しているか、どういう問題が生じているかを担当者に伝え、せっかくの働きかけがちぐはぐにならないように目を配ることも大事である。

軽症のケースほど、家族の役割は大きい。本人を支え、教え、導いていくのは誰よりも親である。エジソンの母親がわが子に自宅で教えるという勇気ある決断をしていなければ、その後のエジソンはなかっただろう。もっとも身近で、長い時間関わることのできる親は、誰よりも重要なサポーターなのである。

自閉症児を対象にした療育プログラムには、数十年の歴史があるが、アスペルガー症候群を対象にした専門プログラムの開発は、まだ始まったばかりである。本章では、家庭でも取り組めるものや、身近にある支援センターや医療機関で行われているものを中心に述べる。

1．ソーシャル・スキルズ・トレーニングは活用度が高い

もっとも必要度が高く、活発に行われるものの一つがソーシャル・スキルズ・トレーニング

（SST）である。これは、ある場面を設定して、基本的なコミュニケーションのスキルや行動のスキルを訓練する。目を合わせたり、表情豊かに反応したりといった非言語的なコミュニケーションを増やしたり、対人関係を始めたり、交渉したり、相手の気持ちを推し量ったり、状況に合わせて対応の仕方を変えたり、困ったときに問題を解決する方法を学んだりすることを目指す。その手法の中心は、場面設定や役柄を決めてのロールプレイである。SSTを行うと、その人の社会的スキルや共感性、相互応答性のレベルがどの程度か、一目瞭然にわかる。

だが、日常生活自体も、SSTとして活用できる。アスペルガー症候群では、些細なサインが読み取れないため、相手の反応に関係なく、いつまでも一人で喋り続けたり、自分のしていることに熱中してしまう。その場合、自分では気づくのが難しいが、コーチをする人が合図を送ることで、問題に気づき、切り替える練習ができる。合図の方法としては、第一段階……首を横に振る、第二段階……腕組みをして首を捻《ひね》る、第三段階……ほっぺたを膨らまし、しかめっ面をするといった方法でもよいし、それだけでは、わかりにくい場合には、もっと目を引くジェスチャーや黄や赤色の小さなカード（イエローカード、レッドカード）を併用してもよい。

友達と遊ぶ場を設定したり、親が子どもと遊んだり、話をして使う時間を積極的にもつように心がけることも、重要なSSTである。同年代の子とうまく遊べない場合も、面倒見のよい、少し年上の友達に、遊び相手になってもらえると、コミュニケーションや関わりをもつ力が徐々に刺激される。クラブ活動や本人の関心にあった集まり、ボーイスカウトなどは、スキルトレーニングの場となる。

みんなで芝居を作ったり、自ら役を演じたりする体験が、引っ込み思案な傾向の改善に役立つことがある。演劇サークルでの活動が、まったく別人のように本人を解き放ち、堂々とした動きのできる人物に変えることもある。ありのままの自分になるというよりも、むしろ、役を演じることによって、戸惑いなく、それに徹することができるのである。アスペルガー症候群の傾向をもった役者というのは、実は案外多いのである。このタイプの役者は、アドリブはあまり得意ではないが、役を演じると、個性的な輝きを放つ。

係や役割を決めて世話や人の役に立つことをすることも、重要なＳＳＴとなる。人と人との関わりが多くて楽しめるような活動を行うことも有用だ。一緒に料理を作ったり、お菓子を作ったり、ボードゲームをしたり、協同作品を制作したり、庭仕事をしたりといった活動は、人と分かち合ったり、相手の意図を察したり、渡り合ったり、次に何をすべきかを考えたりといった要素が詰まっており、優れたスキルトレーニングである。

対処法のレパートリーを増やす

もともと社会性の面で不器用な人も、職業的な訓練を積んでいく中で、高い対人関係力を要する分野で、支障なく活躍するようになる。中には、優れた臨床家や教育者、ビジネスの世界でも指導的な立場に立ち、営業マンや経営者として成功するケースも少なくない。ある意味、不器用さゆえに、それを克服しようと真剣に学び、努力することにより、能力的には優れていた人を追い抜いてしまうのである。

結局、そうした場合に、何が行われているかといえば、想定されるさまざまな状況に対して、訓練によって体得した社会的スクリプト（台本）を、たくさん自分のものにしているのである。臨床医としてであれ、教育者としてであれ、営業マンとしてであれ、遭遇する困難な場面にどう対処したらいいのかという優れた台本が、いくつも出来上がっていて、それを駆使することで、複雑な場面にも、見事に対処できるのだ。

同じことが、もっと日常的なレベルでのソーシャル・スキルにも当てはまる。場面ごとの社会的スクリプトを教え、トレーニングすることで、対応の幅を広げることができる。普段から、うまく対応できない場面に注意しておいて、それを記録しておくと役に立つ。

社会的スクリプトのレパートリーを増やす方法としては、簡単な台本（スクリプト）を作って、練習する方法がよく使われる。こういう場面で、どう対応したらうまくいくか、自分でも考えながら、指導者（家族でもよい）のアドバイスをもらって、活用度の高い代表的なスクリプトを作り、覚える。リングで留めることのできるカードに書いて溜めていくと、スキルを蓄積していくことができる。カードの項目に、キーワードとなる言葉や場面を書いておくと、必要なカードを見つけやすい。「ちょっといいですか？ ——何かしている人に話しかける場合——」といった具合である。

この方法以外にも、ソーシャルストーリーと呼ばれるやり方もある。これは、場面ごとに、どう行動すればよいかを、セリフだけでなく、行動の手順や気をつけることを物語風にまとめたものである。ソーシャルストーリーでは、単に手順を記すだけでなく、なぜそうするのか、相手はどう思うものなのか、相手の反応のどういう点に気をつければいいのかといったことも盛り込むことで、単に紋切り型のセリフを覚えるよりも、流れがわかりやすく、また、応用が利きやすい。

読みやすくするために、手順ごとに箇条書きにする。友達に頼みごとをする、目上の人に頼みごとをする、友達の遊びに加えてもらう、女の子をデートに誘う……、といった場面ごとに、指導者や保護者がソーシャルストーリーを作り、それをリングで留めて手近に置いておき、行動をする際に、それを見て、やり方を確かめる。これは、日常的な行動をスムーズにするだけでなく、社会常識と呼ばれるものを身につけるのも助ける。

2. 言語療法を行い、会話のスキルを高める

言語やコミュニケーションにターゲットを絞った訓練も行われている。これは、SSTとして行われることもあれば、言語療法として言語療法士が行う場合もある。その違いは、前者の場合、グループセッションとして行われ、より実践的だが、スキルとしては高度なものが求められる。後者の場合は、通常一対一で行われるため、その子のレベルに合わせて行えるというメリットがある。SSTは言語能力が比較的高い人を対象として、言語療法は、症状の重い自閉症も対象となる。最近は、言語療法の外来を設置している医療機関が増えており、その子にあったSSTが利用できない場合、言語療法の活用を検討すべきだろう。

アスペルガー症候群の言語療法においては、語彙を増やすこと以上に、話題を共有し、交互に双方向の会話を行うスキルを高める必要がある。さらに難度が高くなるが、ユーモアや比喩や皮肉といった字義通りではない表現を理解する力をつけることも求められる。

3. 行動を分析し、メッセージを読み取る

アスペルガー症候群では、思い通りにならなかったり、ストレスが高まったとき、さまざまな問題行動が出現しやすい。こだわりや情緒不安定、常同行動から、奇声、逃避、自傷、パニックや暴発（攻撃的行動や器物破壊など）に至ることもある。こうした問題行動を、「問題視」

して、ただ止めさせようとするのではなく、問題行動にも何らかの機能的な意味があると考えて、機能の側面から行動を分析し、問題行動を減らそうとする取り組みが機能的行動分析である。

問題行動は、何らかのメッセージを伝えようとしている。その言葉にならない声に耳を傾ける必要がある。それは、その子のせっぱ詰まった訴えや要求であることもあれば、関心や愛情が脅かされたと感じ、それを求めてのこともある。ときには、「そっとしておいて」と、干渉に対する拒否を示そうとしていることもある。本人の反応だけでなく、こちらの対応を振り返ることも重要だ。知らず知らず本人にストレスの溜まる対応をしていることもあるからだ。

まず、問題行動が起きる度に、「きっかけとなった状況」「問題行動」「その結果生じた事態/対処」の三項目について記録をつけていく。可能ならば、本人自身にもつけてもらう。記録をある程度の期間続けていくと、本人が、どういう状況やきっかけで、問題行動を起こしやすいかが明らかになる。さらに、問題行動の機能的な意味を考える。それによって、本人が何を訴えようとしていたのか、何を求めようとしていたのか。そこには、意味や目的があるはずである。

たとえば、カッとなって物に当たった状況を考えてみよう。その状況を詳しく見ていくことで、実は、本人は、助けを求めていたが、それが得られずにイライラしたということが明らかになったとしよう。その場合、問題行動という形ではなく、より適切な形で、もっと受け入れられる方法はなかったかを考える。このケースの場合、言葉で助けを求めることが、望ましい行動である。それが、うまくできない場合、たとえば、手を挙げて助けを求める合図をするとか、SOSカードをもっていて、それを掲げるという代替的な方法も考えられる。

こうして行動分析を行った上で、さらに二つの働きかけを行う。

一つは、要因や誘因を減らすことにより、問題行動を予防することである。環境を整えたり、対処の方法をあらかじめ教えたりする。この場合であれば、困ったときは、言葉で手助けを求めたらよいことを教えたり、困ったときの合図を決めたりする。また、そのことを、絶えず思い出せるように、視覚化したスローガンや説明のイラストを、目立つところに張り出す。

もう一つは、望ましい行動をしたときは強化し、不適切な行動に対しては負の強化を与えるオペラント条件付け（行動の学習の一つ）である。よく使われるのは、チェックリストを作って、ルールが守れたり、よい対処ができたりしたら、◎や○を記入し、不適切な行動をしてしまったときは、その程度によって、△や×を記入するやり方である。もっと強い強化を必要とするときは、小さなご褒美を与える。たとえば、一週間に○が五コ以上つけば、好きなカードを一枚与えるとか、コインを一枚与えて、五枚貯まれば、好きな本を一冊買うことができるといったルールを定める。ご褒美はささやかなものでいいが、本人の関心を惹くものでなければ効果がない。少し努力すれば、ある程度頻繁に手に入るように設定する。努力しても、手に入らないご褒美は、努力することが無意味だと学習してしまい、逆効果である。進歩するにつれて、ご褒美を獲得できるハードルを、少しずつ上げていき、最後には、ご褒美なしでも、することが当たり前になっていくように導く。

行動分析とわかりやすいルールによる構造化、誘因の除去と予防的対処の指導、オペラント条件付けによる望ましい行動の強化という一連の手続きを根気よく繰り返し行うと、かなり難しい問題行動も減少させることができる。

手軽にできる行動分析とは

サリー・オゾノフらは、その著書の中で、家庭で誰でもが、気軽に機能的行動分析が行えるように、その手順をわかりやすくまとめているので、それを、よりわかりやすくアレンジして、以下に紹介しよう。

◎ステップ1　困らせる行動によって、何を伝えようとしているのか？

最初のステップは、問題行動の背後にかくれているメッセージを理解することである。そのためには、「誘因―行動―結果」についてのリストに、記録をとっていく。どういう状況で、どういう行動をとり、その結果どうなったかを見ていくと、次第に、その背後にあるメッセージが見えてくる。これは、要するに、本人の気持ちを汲み取るという作業である。何かしらのメッセージを伝えようとしていることが多いが、意外に多いのは、体調の問題や疲労、空腹、睡眠不足など、生理的な不快さがある場合だ。怒り、悲しさ、恐怖、不安、失望といったネガティブな感情をうまく表現できずに、行動になっている場合もある。このタイプの人では、大人であっても、自分の体や心のコンディションをあまり自覚できない。それを汲み取り、代わって言葉にし、休息や慰めを与えることが必要になる。

また、困って助けを求めていることも多い。「自分には難しすぎる」「うまくできない」「どうしたらいいかわからない」という状況である。変化に対して、戸惑いや苛立ち、怯えを示している場合もある。「以前と同じがいい」「今やっていることをやり続けたい」「次にどうなるのかわからないので不安だ」というメッセージである。物や愛情、関心を手に入れたいと思っているのに、それをうまく伝えられず、暴走していることもある。「甘えたいけど甘えられない」「一緒に遊びたいけど、それをうまく言えない」といったことは、決して子どもの話だけではない。

一生懸命頑張った反動や我慢が、限界を超えてしまっていることもある。現状から逃げ出したいと本人は感じているのだが、それを自覚したり、言葉にできない。何か見当外れなことが原因だと思っている場合もある。

深刻な問題行動は、本人が居場所のなさを感じているときに、起こりやすい。取り返しのつかない極端な行動は、例外なく、そうした状況で起きている。学校や職場にも、居場所がないと感じている上に、家庭にまで居場所がなくなったとき、思い詰めた激しい行動に走ってしまいやすい。

◎ステップ2　メッセージの必要性を減らすように、状況を変えることができるか？

次に、そのメッセージの必要性を減らせるように、本人を取り巻く状況を変える方法がないかを考えてみる。つまり、原因の方を変えていくことで、問題行動を減らせないかと考えるわけである。

困って助けを求めているのであれば、助けを求めないでいいように、状況を変えていけないかと考える。体調の問題やネガティブな感情に原因があるとすれば、それを改善する手だてを考える。現状から逃げ出したいと望んでいるのであれば、現状をもっと本人にとって受け入れられるものに変えるか、いったん、望むように止めさせることも考える。本人への負荷や刺激が強すぎると判断されたら、それを軽くする必要があるし、慣れるまでの一過性の反応だと判断されたら、もう少し粘り強く乗り越えることの大切さを話すことも重要だ。

問題行動は、後退しているときだけでなく、進歩や新しい変化が生じて、前進するときにも、一時的に見られることがある。それは、ハードルが上がって、少し無理がかかっていることの表れだ。あまり否定的に受け止めすぎずに、本人の努力や進歩を肯定しながら、頑張っているがゆえに、疲れも溜まりやすいのだと説明して、少しだけ負荷を減らすことを提案してみてもよいだろう。

変化や予測がつかない状況に怯えているのであれば、見通しが立つように工夫したり、前もって予告をしたり、慣れた物や習慣に一部戻すことを考える。何かをほしがっているのに、どうすればよいかわからない場合には、その方法を教えたり、そのプロセスを助けたりする。甘えや関心を求めているときには、それを、与えるようにする。メッセージの必要性自体がなくなれば、問題行動も自然に消えていくことになる。

ただし、一つ忘れてはならない大事なことがある。問題行動を出したときに、そうしたメッセージを感じて、本人の欲求を満たすということをしていると、問題行動を出すこと＝欲求を満たしてもらえること、という誤った学習をしてしまう。そうなると、問題行動はむしろエスカレートしてしまう。この悪いパターンを避けるためには、問題行動が起きてから、それに対して手を打つのではなく、むしろ、問題行動が出ていない普段のときに、対策を講じる必要があるある。そして、問題行動が出てしまったときは、過剰反応して、すぐに欲求を満たすといった対応はせず、気持ちを落ち着かせるといった冷静な対応を心がける。間違った学習をさせないためにも、そのことは大事である。

◎ステップ3 メッセージを伝えることが必要なとき、もっと適切な伝え方はないか?

状況に問題があっても、すぐには変えられないという場合もある。もう少し我慢することが必要な場合もある。その場合も、メッセージを伝えることは大切なことである。ただ、その方法が、周囲を当惑させるものではなく、受け入れられやすい適切なものになればよい。次のステップは、もっと適切な伝え方はなかったかと、考えてみることである。

うまくできないときや困難にぶつかったとき、イライラして叫んだり、ふさぎ込んでしまったり、投げ出してしまうのではなく、困っていることを知らせたり、助けを求めたり、止めたいと口で言うことができれば、もっと上手に対処できる。

くたびれて、もう厭だと思う前に、休憩をとることも有効な対策である。アスペルガー症候群の人は、一つのことに熱中し始めると、休憩をとるのが苦手である。ずっとそのことをやり続けてしまう傾向がある。それは、体や心に負担を強い、心身症や病気の原因になることもある。本当は好きなことも、やり過ぎることによって、苦痛の面が増し、やる気がなくなってしまうこともある。大事なのは、ただ休憩をとることを学ぶことなのである。休憩をとることを学ぶことによって、あらゆる活動にもっとゆったりと取り組むことができ、能率を高め、楽しめるようになる。

苦しい気持ちを伝えたい、親しくなりたい、甘えたい、仲間に加わりたいという場合、つっけんどんな態度をとったり、不機嫌な顔をしたり、相手を困らせたりすることよりも、もっと素直に自分を表現する方が、ずっといい結果を生みやすい。しかし、そうした反応ができずに、あべこべに相手に厭がられるような反応をしてしまうのは、素直に自分を表現したとき、逆に傷つけられたり、恥をかいたり、無視されたりした経験があるためだ。それで、自分を素直に表現することに、臆病になってしまっている。自分の弱いところや素直な気持ちを表現できたときには、特に褒めて評価を与えることが大事である。

◎ステップ4　新しいコミュニケーションの方法を練習する

まず、手本を見せた上で、本人に練習させる。ある場面で、使いやすいフレーズや言い回しを、実際に使う中で、身につける。

頼みごとをする（自分の希望を伝える）、相談する（困っていることを伝える）、仲間に加えてもらう、誘う、断る、主張をする、自分の気持ちを伝える、といったよく使うコミュニケーションの仕方を学ぶことで、不適切な、暴発的な行動を減らすことができる。

◎ステップ5　適切なコミュニケーションにはご褒美を、不適切な反応は無視する

いったん、適切なコミュニケーションの仕方を学ばせたら、それを使った方が得をすることを体験する必要がある。問題行動という形で出した方が、メリットがあるのなら、いくら他のコミュニケーションの仕方を教えても無駄である。適切なコミュニケーションができたときは、それを即座に満たし、そうでない不適切な方法を用いたときには、無視して、相手にしないという一貫性が重要になる。それで、根負けして、本人の欲求を満たしてしまうと、また逆戻りしかねない。これが有効にできるためには、本人に関わっている人の間で、意思統一が図られ、抜け道を与えてしまわないことが重要になる。一人がかわいそうだからと、安易にいいなりになってしまうと、改善にとってはマイナスである。

変化に抵抗して、一時的に、問題行動が増えることもしばしば見られる。だが、それは当然のことで、問題行動という形のコミュニケーションが無効だと悟るにつれて、問題行動は減っていく。近視眼的な見方ではなく、長い目で考えていくことが大切だ。

感情のコントロールを高める

このタイプの人の問題行動で出会いやすいことの一つは、癇癪や攻撃的な行動としてみられ

る情動的な暴発である。その原因として、いったん興奮し始めると、それを抑制するメカニズムが弱く、興奮が興奮を生むという状態に陥ってしまうことがある。

それを防ぐには、環境的な要因を減らすことも重要だが、感情のコントロールを高めることも大事である。そのための方法として、二つ挙げておこう。

一つは、自己モニタリングを強化することによりブレーキを強化する方法で、たとえば、自分が怒っている、興奮している、暴れそうだということを自覚し、それを口にすることである。それに対して、周囲は具体的な助言や対処をする。二分間、この場を離れるとか、一人そっとしておくとか、話をするとか、気分転換に十分間休憩するとか、体を動かすといったものである。これがうまくできるためには、日頃から、自分の状態や気持ちを表現する力や習慣を養っておく必要がある。

もう一つは、そうした対処では、切り替えられないほど感情が切迫している場合に行うもので、段階的リラクゼーション法である。うつぶせに横になった状態で、ゆっくり深呼吸する。息を吸いながら筋肉を緊張させ、吐きながら緩めるということを、爪先から足首、膝、と順次頭まで繰り返させ、高ぶりと緊張を取り去っていく。

このタイプの人には、できるだけ自分の言葉で、自分の気持ちを表現してもらうことが、感情のコントロールを高めるためにも大事である。ただ、先にも述べたように、このタイプの人は、自分の味わっている感情がどういう性質のものであるか、自分でもわからないということが少なくない。そのとき、周囲の者が、「悲しいんだね」「ちょっと怒っている?」「悔しくて泣いてるんだね」「プライドを傷つけられて、怒っているんだね」といったふうに、その感情に名前を与えたり、その感情がなぜ起きたかを説明するということが、本人の感情認知や自覚を助ける。

4.症状に応じて薬物療法を行う

アスペルガー症候群の中核症状自体を薬物によって治すことはできないが、随伴する症状を緩和することで、本人の生活のしづらさや苦痛をやわらげ、社会適応や生活の質を高めることに役立てる。近年では、優れた向精神薬の開発と神経学的メカニズムの解明が進んできたこともあり、薬物療法が広く行われるようになっている。

合併しやすい症状や障害については、すでに述べたので、ここでは、よく使われる薬物ごとに、改善が期待される症状や副作用について概略を述べたい。

①SSRI……神経伝達物質は放出と再取り込みを繰り返し、リサイクルされている。SSRIは、神経伝達物質の一つであるセロトニンの再取り込みを邪魔することにより、シナプスとシナプスの間のセロトニン濃度を高め、この系の伝達を活発にする。

セロトニン系の神経システムには、不安を抑える回路があり、セロトニン系の働きが増強されることで不安がやわらぐ。たとえば、ボスザルと下っ端のサルの脳のセロトニン濃度を比べると、ボスザルではセロトニン濃度が高い。セロトニン系を賦活《ふかつ》することは、下っ端のサルの脳の状態から、ボスザルの脳の状態を作ってやることにほかならない。自信に満ち、堂々とふるまうようになる。

従って、SSRIの適用としては、不安や緊張を和らげる目的で使われる。また、うつ状態の改善にも効果がある。外での活動や対人関係に消極的になったり、不安による症状が見られるケースでは、改善効果が期待できる。

SSRIの効果はそれだけではない。セロトニン系の神経回路は、前頭葉に広く分布しており、SSRIは、前頭葉の働きを改善することが期待される。前頭葉は、飛行機でいえば、コックピットのようなものであり、意思決定やプランニング、課題処理、気分や意欲や行動のコントロールといったことを統括する領域である。働きが改善されることで、強迫性や常同行動が減り、課題処理がスムーズに行えるようになったり、衝動性や情緒不安定を改善したり、意欲や判断力が高まったりする。

ただ、活動性を高めることは両刃の剣であり、一部のケースでは、攻撃性やイライラ、衝動性が高まるという場合もあり、注意がいる。うつ状態がある場合には、自殺企図の危険が増すことがあり、児童のうつ状態のケースでは使用されなくなっている。広汎性発達障害を対象にした臨床研究によると、約45％のケースで改善効果が見られたが、54％のケースで、易刺激性を高めるなどの賦活化による副作用がみられ、35％あまりで投与を中止せざるを得なかった。それ以外の副作用としては、吐き気や眠気が多い。ことに、投与初期に生じやすいが、使用を続けると消えていくことも多い。

②抗精神病薬……線条体などに多く分布するドーパミンD２受容体にドーパミンが結合すると、知覚に対する感度が上がる。D２受容体の密度が高くなると、情報の入力が増えて、過敏性や混乱を生じやすくなる。統合失調症では、線条体や前部帯状回でD２受容体が増加している。ハロペリドールなどの定型抗精神病薬、リスペリドン、オランザピン、クエチアピンなどの非定型抗精神病薬は、主にドーパミンD２受容体にドーパミンが結合するのをブロックすることで、過剰な伝達を抑え、安定剤として作用する。元来は、統合失調症の幻覚妄想や興奮を改善するために開発された薬であるが、少なめの量を適度に使うことで、アスペルガー症候群のケースでも、過敏性や衝動性、攻撃性、常同行動などの改善に役立つ。

一方、ドーパミンD１受容体は、D２受容体とは違う働きをしている。最近、科学雑誌『サイエンス』に、ワーキングメモリー（作動記憶：ごく短い間だけ覚えておくメモ的な記憶のこと）を鍛える訓練をすると、前頭前野や頭頂葉で、ドーパミンＤ１受容体が増加したとの報告がなされた。Ｄ１受容体にドーパミンが結合すると、前頭前野などを活性化するのである。ところが、ハロペリドールなどの定型抗精神病薬は、Ｄ２受容体だけでなく、Ｄ１受容体もブロックしてしまうため、認知機能や活動性を抑えてしまうという副作用があった。

近年、非定型抗精神病薬と呼ばれる新しいタイプの安定剤が、広く使われるようになっているが、このタイプの薬は、その点の悪影響を減らす工夫がしてある。たとえば、リスペリドンなどは、Ｄ２受容体をある程度選択的にブロックするだけでなく、セロトニン２Ａ受容体もブロックする。実は、セロトニン２Ａ受容体は、Ｄ１受容体を抑える働きがある。つまり、セロトニン２Ａ受容体をブロックすることで、Ｄ１受容体の抑えを取り去り、活性化する作用がある。この仕組みによって、Ｄ２受容体だけを遮断し、Ｄ１受容体をむしろ刺激することができるので、異常な過敏性だけを取り去り、正常な機能を保つことができる。

リスペリドンなどの非定型抗精神病薬の登場により、統合失調症の治療が非常に楽なものになっただけでなく、他の精神障害にも幅広く用いられるようになった。アスペルガー症候群で過敏性が強いケースも、そうした一例である。過敏性や考えすぎる傾向が緩和されることで、衝動性や被害的認知が消え、穏やかで明るくなりやすい。本人も周囲も生活しやすくなる。

③気分安定剤……アスペルガー症候群では、しばしば気分の波がみられる。躁うつ的な気分の変動を減らす目的で用いられる。炭酸リチウム、バルプロ酸ナトリウム、カルバマゼピンが代表的なものである。

④抗うつ剤……ＳＳＲＩの登場により、使われる頻度は減ったが、ＳＳＲＩが効果を発揮しない場合や、児童のうつ状態のケース、攻撃性や自殺企図が問題になるケースでは、三環系ないし四環系抗うつ薬を選択することもある。便秘、口の渇きなどの副作用が出やすいのが難点である。

⑤抗不安薬……今日使われる抗不安薬は、ベンゾジアゼピン系と呼ばれる薬剤が主である。ベンゾジアゼピン系抗不安薬は、即効性で、飲みやすく、安全性も高いため、かつては盛んに使われた。だが、依存性があり、乱用（いわゆるオーバードーズ）されることも少なくないため、近年では、必要最小限の使用に留め、頓服薬としてだけ使われることが多い。過量になると、眠気、ふらつき、呂律《ろれつ》が回らないなどの副作用が出る。

５．作業療法やデイケアを行う

社会性やコミュニケーションの問題だけでなく、実行機能が弱く、段取りよく作業をしたり、協同で物事に取り組んだりするのが苦手であるが、そうした弱点をトータルに改善する方法として、作業療法やデイケアが大きな助けとなる。

6. 遊びを通して社会性を養う

アスペルガー症候群や自閉症の子の感覚の過敏性や不器用さを改善する方法として発展してきたものに、感覚統合療法がある。感覚統合療法は、過敏性や不器用さを、それぞれ感覚調整障害、行為機能障害として捉え、さまざまな感覚に刺激を与えることで、機能を改善しようとする。具体的には、スイングやボールプール、エアトランポリンなどで遊ぶなかで、前庭機能、体性感覚などを刺激したり、運動調整機能を高めるだけでなく、気持ちを落ち着けたり、社会性の発達をうながす効果も期待される。

7. 一対一でのカウンセリングを行う

ある程度言語能力が高く、年齢が思春期より上のケースでは、一対一での個人精神療法やカウンセリングも重要な手段である。具体的な問題について、スキルアップをはかる認知行動療法と、本人の悩みや訴えを聞いて、それを受け止め、共感し、支えを与える支持的カウンセリングが併用されることが多い。

認知行動療法は、「原因―反応―結果」という連鎖に、認知という一項目を加える。つまり、「原因（きっかけ）―認知―反応―結果」という連なりとして、一つの行動を考える。認知とは、ある出来事を、どう受け止めたのかということである。アスペルガー症候群の人では、同じことが起きても、見当違いな解釈をしてしまいがちである。しばしば否定的に、ときには被害的に、「悪いことの兆候」として受け止める傾向も見られる。記録をとって、そうした傾向や反応パターンに気づかせていき、より適応的な受け止め方を学んでいく。自己意識が未熟で、セルフモニタリングが弱いケースでは、最初のうちは、原因についてまったく無自覚で、状況を正確に記述することができない。しかし、記録を続けていくにつれて、内容が濃くなっていき、振り返る力がついてくる。それが、同じ受け止め方や行動パターンにより同じ失敗を繰り返していることを自覚させ、悪いパターンを防ぐのに役立つ。日記、日誌を使ってもよいが、記録表を用いると、問題に焦点を絞りやすい。

認知行動療法は、治療であると同時に教育だといえる。ただ、すべての教育にいえることだが、押しつけや強要にならないように、主体的な意欲や気づきを大切にし、成果を急がないことが大事である。

支持的カウンセリングは、気持ちを受け止め、支えていくアプローチである。このタイプの人に最初は馴染みにくく、ぎこちない反応や紋切り型の言葉しか口にしないことも多いが、根気よく回数を重ねるにつれて、見違えるほど話の内容が豊かになることも、しばしば経験する。本人の関心の高い話を聞くことから始め、親しみや安心感をもち、困ったことや不満を口にすることができるようになることが初期の目標である。

8．家族を支える

家族にかかる負担は大きく、うまくいっているときは気持ちを保ちやすいが、努力しても、うまくいかないときもある。問題行動が繰り返されたりすると、迷いや落胆に囚われやすい。本人を支えるのと同じくらい、家族を支えることが重要になる。なぜなら、家族に余裕がなくなると、本人への接し方に影響し、悪循環を生むことが多いからである。

家族の過労や燃え尽きを防ぐという意味で、施設通所やショートステイなどで、家族に一息つける時間を与えるということも重要な支援である。ただ、軽症のケースでは利用しにくいのが現状である。

同じ障害を家族にもつ家族会や当事者会、支援のNPOは、非常に重要な役割を担っている。専門家といえども、すべてを理解しているわけではないし、むしろわからないことの方が多いのである。日々身近で接している人でなければわからないことがある。何よりも、実際にそうした問題を抱える家族を支えてきた経験をもつ人のアドバイスや共感は、大きな支えになる。

おわりに――適切な理解と支えが、可能性を広げる

アスペルガー症候群の一つの特徴は、同じような特性をもって生まれていても、その後の関わりや置かれた環境によって、大きな違いが生じるということである。もちろん、その人に備わった能力や障害の程度もさまざまであり、一人ひとり個性も違うのだが、元々のハンディは、成長する過程で、すっかり補われることもあれば、当初は軽微なものだった問題が、無理解と不適切な環境によって、どんどんこじらされ、目を覆うばかりの破綻に至ってしまうこともある。

仕事柄、このタイプの子どもで、事件を起こしてしまったケースに出会うこともあるが、彼らについて言えることは、障害があるから事件を起こしたというよりも、その子が置かれてきた、無理解で、不適切な環境が、過敏な心を傷つけ、ネガティブな感情で満たしてしまった結果、悲しむべき事態に至っているということである。その証拠に、彼らも理解と温もりのある支えによって受け止められる中で、別人のように明るさや優しさやたくましさを取り戻すとと

もに、自分の非を振り返り、前向きな生き方を真剣に模索するようになる。そうした過程に立ち会いながら、周囲の理解や環境が、いかに大事かを痛感してきた。その場合にも、立ち直りにおいて大きなウエイトを占めるのは、家族の理解と支えであった。

そうした最悪の状況にあってさえも、希望を取り戻すことができるのである。それに比べれば、学校や職場で困難を来したケースでは、それぞれの困難さはあるものの、ずっと状況は有利だとも言える。周囲の理解や視点が少し変わるだけで、劇的に状況が改善することも多い。本来の明朗さや活力を取り戻し、躓きから自分で立ち上がっていこうとする。そこから学び取ったことを糧《かて》に成長していくことも多い。

ある意味、今、新たな課題となり、困難を抱えやすくなっているのは、働き盛りの世代に隠れている軽症のアスペルガー・タイプの人たちかもしれない。こうした人たちは、自覚しないままに、生きづらさを抱えながら、どうにか社会人としてやってきている。しかし、過酷な時代状況の中で、壁にぶつかりやすくなっている。それが、うつ病や不安障害、心身症といった形で表面化するケースも非常に多いのである。このタイプの人は、狡《ずる》さを知らない純粋さと、ナイーブなまでの不器用さのために、上手に立ち回ることができず、とかく損な役回りを押し付けられがちだ。疲れ果て、追い詰められないためにも、自分を上手に管理し、守っていくことが必要になる。

子どもから大人まで、アスペルガー症候群は、多くの人にとって身に迫った問題となっている。本書で述べたことが、その特性を知り、長所を活かし、その人らしい人生を歩んでいくためのヒントとなることを祈っている。

二〇〇九年八月

岡田尊司

参考文献

Edited by Fred R. Volkmar et al. "Handbook of Autism and Pervasive Developmental Disorders", Wiley, 2005

S. Baron-Cohen "Autism and Asperger Syndrome", Oxford, 2008

S. Ozonoff et al. "A Parent's Guide to Asperger Syndrome & High-Functioning Autism", Guilford, 2002

Ami Klin et al. "Asperger Syndrome", Guilford, 2000

『DSM-Ⅳ-TR 精神疾患の診断・統計マニュアル』高橋三郎、大野裕、染矢俊幸訳・二〇〇二・医学書院／『DSM-Ⅳ-TR 精神疾患の分類と診断の手引 新訂版』高橋三郎、大野裕、染矢俊幸訳・二〇〇三・医学書院／『自閉症とアスペルガー症候群』ウタ・フリス編著 冨田真紀訳・一九九六・東京書籍／『心の理論 自閉症の視点から(上)(下)』サイモン・バロン・コーエン他 田原俊司監訳・一九九七・八千代出版／『アスペルガー症候群の天才たち 自閉症と創造性』マイケル・フィッツジェラルド 石坂好樹他訳・二〇〇八・星和書店／『アスペルガーの偉人たち』イアン・ジェイムズ 草薙ゆり訳・二〇〇七・スペクトラム出版社／『自閉症だったわたしへ』ドナ・ウィリアムズ 河野万里子訳・一九九三・新潮社／『アスペルガー症候群・高機能自閉症の人のハローワーク』テンプル・グランディン 梅永雄二監修 柳沢圭子訳・二〇〇八・明石書店／『アンデルセン自伝 ―わが生涯の物語―』ハンス・クリスチャン・アンデルセン 大畑末吉訳・一九七五・岩波文庫／『帝王の誕生 マイクロソフト最高経営責任者の軌跡』ステファン・メイン他 鈴木主税訳・一九九五・三田出版会／『エジソン―二十世紀を発明した男』ニール・ボールドウィン 椿正晴訳・一九九七・三田出版会／『ジョージ・ルーカス』ジョン・バクスター 奥田祐士訳・一九九九・ソニー・マガジンズ／『孤独の克服 グラハム・ベルの生涯』ロバート・V・ブルース 唐津一訳・一九九一・NTT出版／『ダーウィンと家族の絆』ランドル・ケインズ 渡辺政隆他訳・二〇〇三・白日社／『児童精神医学―臨床の最前線』佐々木正美他・二〇〇六・医学の歩み・二一七ページ／『パーソナリティ障害』岡田尊司・二〇〇四・PHP新書／『悲しみの子どもたち　―罪と病を背負って』岡田尊司・二〇〇五・集英社新書／「医療少年院　―子どもを取り巻く環境要因と複雑性発達障害」岡田尊司・二〇〇六・精神科治療学第21巻12号・星和書店

幻冬舎新書 141

アスペルガー症候群

二〇〇九年九月三十日 第一刷発行
二〇二三年八月二十五日 第三十六刷発行

著者 岡田尊司
発行人 見城徹
編集人 志儀保博
発行所 株式会社幻冬舎
〒一五一-〇〇五一 東京都渋谷区千駄ヶ谷四-九-七
電話 〇三-五四一一-六二一一(編集)
〇三-五四一一-六二二二(営業)
公式HP https://www.gentosha.co.jp/
ブックデザイン 鈴木成一デザイン室
印刷・製本所 中央精版印刷株式会社

Printed in Japan ISBN978-4-344-98142-3 C0295
お-6-2

*この本に関するご意見・ご感想は、左記アンケートフォームからお寄せください。
https://www.gentosha.co.jp/e/